Ludmila Zubkova

Enciclopédia de Odontologia Clínica e Analítica Volume 8

Ludmila Zubkova

Enciclopédia de Odontologia Clínica e Analítica Volume 8

Um manual em vários volumes

ScienciaScripts

Imprint
Any brand names and product names mentioned in this book are subject to trademark, brand or patent protection and are trademarks or registered trademarks of their respective holders. The use of brand names, product names, common names, trade names, product descriptions etc. even without a particular marking in this work is in no way to be construed to mean that such names may be regarded as unrestricted in respect of trademark and brand protection legislation and could thus be used by anyone.

Cover image: www.ingimage.com

This book is a translation from the original published under ISBN 978-620-7-46804-1.

Publisher:
Sciencia Scripts
is a trademark of
Dodo Books Indian Ocean Ltd. and OmniScriptum S.R.L publishing group

120 High Road, East Finchley, London, N2 9ED, United Kingdom
Str. Armeneasca 28/1, office 1, Chisinau MD-2012, Republic of Moldova, Europe
Printed at: see last page
ISBN: 978-620-8-35690-3

Conteúdo

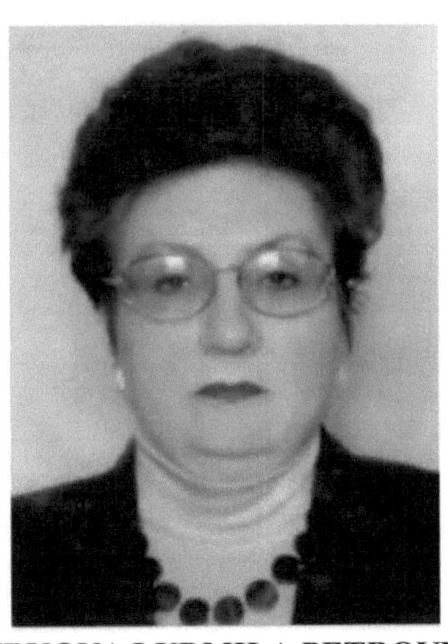

ZUBKOVA LUDMILA PETROVNA
Diretora-geral do Centro Científico e Clínico "ORTO-DENT"
(Odessa, Ucrânia
)
"ORTO-DENT (Odessa, Ucrânia)
Doutora em Ciências Médicas, Professora,
Académica da Academia de Ciências da Ucrânia
EDITOR-CHEFE DA
REVISTA MÉDICA INTERNACIONAL
"BIOENERGÉTICA EM MEDICINA E BIOLOGIA" (Frankfurt, Alemanha)

CAPÍTULO 1

Processo inflamatório-reparador - doenças não contagiosas da mucosa oral

Esta parte (segunda parte) é uma continuação da revisão do material sobre o processo inflamatório-reparador (PIR) nas doenças da mucosa oral (DMO), pelo que a numeração das perguntas (gerais e particulares) continua sequencialmente.

896 (FA-200)	Fundamental aspectos	GRP ao abrigo dos PPAE
As BSORP não contagiosas são eczematosas (informações gerais)?		

No eczema, a "componente nervosa" é importante. A comichão expressa, o defeito cosmético leva ao desenvolvimento de depressão em todos os doentes. Os médicos de diferentes especialidades (incluindo os dentistas) prestam muita atenção ao problema do desenvolvimento de tais condições nos doentes. A eletroencefalografia (EEG) também faz parte dos numerosos métodos de diagnóstico, até certo ponto.

897 (FA-201)	Aspectos fundamentais	GRP ao abrigo dos PPAE
As BSORP não contagiosas são eczematosas (os valores de EEG e REG são comuns)?		

Relativamente ao valor diagnóstico dos parâmetros do eletroencefalograma (EEG) e do reoencefalograma (REEG) em doentes, Em particular, no eczema, na neurodermatite, na dermatite atópica, foram detectadas alterações nos potenciais eléctricos "cerebrais" (registados por EEG) e no tónus vascular cerebral (registado por REG), que eram de natureza não específica e podiam ser causadas por patologia concomitante do sistema nervoso que ocorria nos doentes examinados. Na maior parte das vezes, foi recomendada a realização de um exame mais aprofundado por neurologistas, a fim de prescrever uma terapia adequada (vascular, sedativos, etc.). Ao mesmo tempo, o nível dos exames efectuados com a ajuda dos métodos acima mencionados não nos permitiu tirar conclusões sobre a génese das alterações reveladas em função das perturbações do estado psicofisiológico dos doentes, em particular - e devido à presença de prurido pronunciado na pele nestas alergodermatoses. Isto não nos permitiu recomendar a utilização de métodos específicos de psicoterapia, incluindo as suas variantes de "treino" (autotraining, heterotraining, etc.).

898 (FA-202)	Fundamental aspectos	GRP ao abrigo dos PPAE
As BSORP não contagiosas são eczematosas (EEG/REG e histamina/serotonina)?		

Um problema insuficientemente resolvido é a questão da relação entre as alterações do EEG e da REG e as perturbações do metabolismo da serotonina e da histamina, respetivamente. Estas aminas biogénicas são compostos moleculares que podem desempenhar simultaneamente o papel de neurotransmissores e de mediadores da alergia (que é um dos elos da patogénese do eczema crónico). Sabe-se também que, entre as numerosas funções da histamina, esta desempenha igualmente o papel de agonista que induz o início da inflamação, incluindo a SORP.

899 (FA-203)	Fundamental aspectos	GRP ao abrigo dos PPAE
As BSORP não contagiosas são eczematosas (EEG/REG e vasos)?		

O sistema vascular é de extrema importância neste caso (como já foi mencionado muitas vezes acima), assim como nos anos anteriores. As vénulas pós-capilares são o local mais vulnerável para o início do desenvolvimento do processo inflamatório-reparador em qualquer órgão do corpo humano.

Não é o mecanismo "quimioatractor" que inicia o processo inflamatório-reparador (embora continue a ser um dos mais importantes), mas sim o mecanismo "citocina" que é de importância primordial. Note-se que a primeira célula, que actuará sobre a célula endotelial da vénula pós-capilar com as suas citocinas, deve ser designada por "célula condutora". No decurso do processo autocatalítico da reação inflamatória, atrai outras células, incluindo as que vão assegurar a reparação. É durante o processo inflamatório-reparador e vários mediadores (incluindo a serotonina e a histamina) "nascem". No entanto, há também provas de que as alterações no nível de serotonina podem influenciar as alterações nos parâmetros do EEG, e as alterações no nível de histamina - no REG. Também foram encontradas alterações no EEG e no REG em doentes com manifestações de estados depressivos. Assim, é necessário descobrir correlações entre alterações no EEG, REG, dados de investigação psicológica, serotonina, histamina e o seu possível significado para a patogénese do eczema crónico. Estes dados podem revelar novos aspectos do desenvolvimento das manifestações clínicas desta doença e, em primeiro lugar, a formação do reflexo de comichão e penteação, o desenvolvimento de perturbações psicofisiológicas (até ao grau de estados depressivos). Isto é necessário do ponto de vista prático para o desenvolvimento de novos métodos de tratamento, incluindo não-medicamentosos.

900 (FA-204)	Fundamental aspectos	GRP ao abrigo dos PPAE
BSORP não contagioso - eczematoso (reacções motivacionais-emocionais e autonómicas)?		

Do ponto de vista da psicologia moderna, o comportamento holístico combinou as reacções motivacionais-emocionais e autonómicas numa única unidade funcional. Não é por acaso que o sistema límbico é definido como cérebro "emocional" e "visceral". Se numa pessoa saudável todas as funções são energéticas

Na patologia, já está formado um estado psicovegetativo patológico, no qual se mantêm as relações entre o sistema motivacional-emocional perturbado e o sistema autonómico.

reforço negativo inadequado (excessivo ou insuficiente).

901 (FA-205)	Fundamental aspectos	GRP ao abrigo dos PPAE
SRA não contagiosa - eczematosa (perturbações psico-vegetativas)?		

O grau das perturbações psicovegetativas reflecte bem o nível de perturbação da atividade adaptativa, que é assegurada pelo cérebro e, em especial, pelo complexo límbico-reticular. As perturbações psicovegetativas manifestam-se por perturbações mentais, entre as quais dominam certos fenómenos (ansiosos, depressivos, hipocondríacos, asténicos, histéricos) e perturbações vegetativas, que se manifestam por perturbações em muitos turnos polissistémicos. Foi revelada uma certa ligação dos distúrbios psicovegetativos com o carácter de "homeostase cerebral" determinado pelas relações fisiológicas dos sistemas reticulares do tronco de ativação com os sistemas de sincronização do tronco cerebral e do tálamo.

902 (FA-206)	Fundamental aspectos	GRP ao abrigo dos PPAE
As BSORP não contagiosas são eczematosas (ativação cerebral)?		

A. M. Vein et al. concluíram que, ao lado das activações psíquicas e vegetativas, existe também uma ativação cerebral caraterística, que se manifesta por: 1) uma diminuição da apresentação e da amplitude; 2) uma tendência para aumentar a frequência do ritmo alfa principal no EEG; 3) um aumento da sua reatividade; e 4) uma habituação retardada (desvanecimento) dos componentes da resposta orientada. Isto indica um reforço simultâneo das influências activadoras do tronco, tanto no sentido ascendente (diminuição do índice alfa e outras manifestações indicadas) como no sentido descendente - ativação vegetativa (frequência cardíaca, frequência respiratória, reflexo cutâneo-galvânico) e ativação motora (dados clínicos e EEG). Tudo isto reflecte uma resposta ergotrópica holística, caraterística de um comportamento ativo orientado para um objetivo, mas que se distingue pela sua inadequação (fora de atividade), rigidez e intensidade.

903 (FA-207)	Fundamental aspectos	GRP ao abrigo dos PPAE
As BSORP não contagiosas são eczematosas (tipos de alterações da homeostasia cerebral)?		

Nos últimos anos, chamou-se a atenção para a presença de 2 tipos de alterações da homeostase cerebral: 1) ativação (já referida); 2) sincronização. Nas alterações sincronizadoras da homeostase cerebral, o índice alfa foi maior do que nas activadoras. Neste tipo de alterações também se verificam perturbações psicovegetativas mais intensas e uma maior duração da doença. Além disso, a ativação descendente é armazenada, e a ascendente - as mudanças parecem ser opostas - isto é, a sincronização. As razões para esta situação devem ser consideradas: 1) à luz do conceito da chamada "sintonização cerebral": sob a influência de uma ativação vegetativa periférica prolongada através de sistemas cerebrais aferentes, ocorrem mudanças de sincronização; 2) é possível que a ativação e as mudanças de sincronização sejam fases no decurso de uma doença; 3) também é possível que a "variante de sincronização" se baseie em certas regularidades biológicas, em particular, na insuficiência hipotalâmica compensada. De uma forma ou de outra, mas nestes casos há uma violação das relações fisiológicas entre os sistemas ascendentes e descendentes das formas reticulares do tronco cerebral. Assim, um dos factores na patogénese das perturbações autonómicas é uma perturbação da "homeostase cerebral", o bom funcionamento de sistemas cerebrais não específicos.

904 (FA-208)	Fundamental aspectos	GRP ao abrigo dos PPAE
As BSORP não contagiosas são eczematosas (biorritmo sono-vigília)?		

É tudo uma questão de padrões individuais caraterísticas psicofisiológicas inerentes a cada uma das sete dos estados do ciclo sono-vigília:

1) ativo
2) comum
3) alerta relaxado
4) sono
5) sono leve de ondas lentas
6) sono profundo e lento
7) Sono REM.

Muitos doentes apresentam uma perturbação do ciclo vigília-sono. Estas são queixas de:

1) estado de alerta asténico
2) incapacidade de manter o vigor necessário para uma atividade intensa

durante longos períodos de tempo

3) perturbações insónias

4) menos frequentemente, hipersonolência.

O exame objetivo confirma estas queixas e revela sobretudo manifestações de ativação aumentada do sono:

1) adormecer mais tempo

2) redução da duração do sono

3) despertares frequentes

4) deficiências quantitativas e qualitativas na fase do sono de ondas lentas e, sobretudo, no sono profundo

5) aumento da atividade motora durante o sono.

Estas perturbações têm diferentes profundidades e, por exemplo, diferem em doentes com crises nocturnas e diurnas.

905 (FA-209)	Fundamental aspectos	GRP ao abrigo dos PPAE
SRA não contagiosa - eczematosa (síndroma psicovegetativo)?		

Os distúrbios biorritmológicos na síndrome psicovegetativa estão próximos dos descritos acima: 1) são reveladas violações das oscilações circadianas normais de muitos índices autonómicos, endócrinos e humorais; 2) observa-se um quadro de dessincronização; 3) foi estabelecida uma ligação da ocorrência de paroxismos vegetativos com o ciclo menstrual, a estação do ano e a hora do dia (os paroxismos noturnos são dominantes).

906 (FA-210)	Fundamental aspectos	GRP ao abrigo dos PPAE
As BSORP não contagiosas são eczematosas (meteopatia)?		

Para além dos factores acima mencionados na patogénese das perturbações autonómicas, a meteopatia ocupa um lugar importante. A meteopatia é uma manifestação obrigatória da síndrome psicovegetativa com curso de crise, que ocorre em muitos doentes. A meteorossensibilidade é inerente a

muitas pessoas saudáveis e é possível que estas constituam um "grupo de risco" de perturbações vegetativas. A meteoropatia é uma manifestação de desadaptação , que reflecte o funcionamento do sistema meteorológico.
sistemas cerebrais integrativos não específicos (EEG).

907 (FA-211)	Fundamental aspectos	GRP ao abrigo dos PPAE
As BSORP não contagiosas são eczematosas (interações inter-hemisféricas)?		

Um fator importante na patogénese das perturbações suprassegmentares vegetovasculares pode também ser uma violação da interação inter-hemisférica normal.

Nos doentes com síndromas neuróticos e perturbações psicovegetativas vivas, é revelado um alisamento da assimetria funcional inter-hemisférica:
1) métodos psicológicos (índice de dominância cerebral)
2) com exame EEG (teste de compressão)
análise espetral, mapeamento EEG).

Nos estados patológicos, a representação dos ritmos individuais e a sua potência total desaparecem. De facto, verifica-se uma deslocação do gradiente no sentido oposto ao do percurso evolutivo.

Pensa-se que este mecanismo reduz a capacidade de adaptação e contribui para a manifestação da síndrome psicovegetativa.

908 (FA-212)	Fundamental aspectos	GRP ao abrigo dos PPAE
As BSORP não contagiosas são eczematosas (desagregação)?		

Todos os mecanismos acima referidos (perturbação da homeostase cerebral, papel dos estados funcionais do cérebro - atividade, sono, aspectos biorritmológicos, perturbações da interação inter-hemisférica) são claramente revelados na síndrome psicovegetativa. No entanto, a questão também é relevante: estes mecanismos patogénicos são verdadeiros, ou são processos paralelos à disfunção psicovegetativa, e o que é que une estes processos?

No que diz respeito aos pontos unificadores, constata-se que todos os processos cerebrais se caracterizam pelo facto de reflectirem: 1) deficiência das funções adaptativas adaptativas; 2) perturbações dos mecanismos de integração do cérebro. As perturbações psicovegetativas são já um reflexo destas perturbações gerais, que são definidas como "síndroma de desintegração".

As alterações vegetovasculares vivas e acentuadas dos estados paroxísticos não são, em si, anti-fisiológicas (aumento da tensão arterial, aumento do ritmo cardíaco, etc.). Mas todas estas alterações vegetovasculares tornam-se patológicas quando ocorrem sem ligação com actos de comportamento normais. As crises simpatoadrenais que ocorrem fora da atividade ativa ou durante o sono, os desvios parassimpáticos que ocorrem num estado de tensão física são reacções que perderam o seu valor adaptativo útil e reflectem violações grosseiras de um suporte vegetativo adequado da atividade, a separação destes desvios vegetativos do comportamento real caracteriza violações dos mecanismos integradores da atividade cerebral.

São consideradas várias formas de desintegração: intra-sistema, intersistema, inter-hemisférica.

A desintegração intra-sistema manifesta-se por uma rutura das relações fisiológicas entre 1) sistemas simpático e parassimpático, 2) sincronização e os aparelhos de ativação do cérebro. Estes sistemas, funcionando em relações recíprocas, proporcionam em condições fisiológicas uma adaptação adequada às mudanças no ambiente externo e interno.

A desintegração intra-sistémica manifesta-se pela perturbação das relações fisiológicas entre os sistemas mental, somático e motor. Esta desintegração pode ser provocada por uma comichão intensa no eczema crónico (pelo mecanismo: perturbações emocionais - comichão - coçar - intensificação das perturbações emocionais). A ativação psicovegetativa deixa de ser um acompanhamento adequado do comportamento, da atividade física e mental, e as relações psicovegetativas normais são perturbadas. Um modelo de estudo das relações sistémicas é a "resposta orientada". Na patologia autonómica cerebral, não se verifica apenas um abrandamento da extinção dos seus componentes, mas também alterações na ordem das suas desvanecimento, que indica um distúrbio de desintegração inter-hemisférica, a natureza dos distúrbios da fisiologia de interações entre os hemisférios esquerdo e direito.

Assim, o mecanismo de perturbação da atividade integradora do cérebro actua como um dos principais nas perturbações vegetovasculares suprassegmentares e é, sem dúvida, mais complexo em comparação com os mecanismos de irritação e destruição (típicos das perturbações vegetovasculares segmentares).

909 (FA-213)	Fundamental aspectos	GRP ao abrigo dos PPAE
As BSORP não contagiosas são eczematosas (stress emocional)?		

Uma vez que os principais factores que causam a síndrome psicovegetativa são psíquicos, o papel do stress emocional agudo e crónico também é óbvio. As perturbações emocionais são o principal fator que determina a perturbação do funcionamento normal de sistemas cerebrais não específicos e provoca alterações na atividade integradora (síndrome de desintegração).

910 (FA-214)	Fundamental aspectos	GRP ao abrigo dos PPAE
As BSORP não contagiosas são eczematosas (ataques de pânico)?		

Nos últimos anos, foi demonstrada a importância particular de insuficiência hipocampal direita nos ataques de pânico, ou seja. paroxismos vegetativos (aos quais, em certa medida, podem ser atribuídos ataques de comichão). Muitas vezes, factores orgânicos e psiquiátricos causam simultaneamente a ocorrência da síndrome psicovegetativa. São também estudadas caraterísticas neuroquímicas importantes, tais como perturbações do metabolismo do lactato-piruvato, o papel provocador do lactato em alguns doentes na ocorrência de crises vegetativas, perturbações do metabolismo do glutamato, insuficiência dos sistemas dopaminérgicos cerebrais, o papel da deficiência latente de cálcio; é também possível o papel das perturbações do metabolismo dos neuropeptídeos.

911 (FA-215)	Fundamental aspectos	GRP ao abrigo dos PPAE

As BSORP não contagiosas são eczematosas (depressões)?

Há provas de que, nos estados depressivos, se observa uma diminuição do nível de serotonina e noradrenalina e um aumento da expressão dos receptores para estes neurotransmissores. Se a quantidade de serotonina e de adrenoreceptores aumentar, num contexto de aumento dos níveis de norepinefrina, observa-se uma síndrome maníaca. O lítio reduz a secreção de noradrenalina, a formação de segundos mediadores e aumenta a expressão dos adrenoreceptores. É de notar que a hiperserotoninemia é observada no autismo, mas em 30-50 casos - sem perturbações visíveis do metabolismo da serotonina diretamente no cérebro.
Os defeitos nos transportadores de serotonina são candidatos a causa principal de muitas perturbações psiquiátricas, incluindo a depressão. É importante notar que alguns neurónios, em particular o plexo de Auerbach, sintetizam e segregam simultaneamente diferentes neurotransmissores e moduladores, em particular a serotonina, juntamente com as encefalinas e a substância P. Este facto pode ser significativo para o desenvolvimento das caraterísticas clínicas do eczema crónico, uma vez que existem estudos que sugerem um papel desencadeador da substância P em relação ao prurido e um papel protetor das encefalinas como resposta a esta sensação.
Assim, o problema da inter-relação de perturbações nas estruturas reguladoras do cérebro, processos de metabolismo de neurotransmissores (em particular, serotonina e histamina) necessita de um estudo mais aprofundado e pode ajudar a revelar novos mecanismos de formação de estados depressivos em doentes com eczema crónico.

912 (FA-216)	Fundamental aspectos	GRP ao abrigo dos PPAE
As BSORP não contagiosas são eczematosas (lesões persistentes)?		

As causas da cronicidade da VFC (incluindo no eczema) podem depender de perturbações do processo de "regeneração adaptativa" e do desenvolvimento do processo de desregeneração.
Entre numerosos factores, isto é promovido por alterações da reatividade,

deficiências imunitárias, deficiências das células imunocompetentes e dos sistemas de regulação do metabolismo do colagénio, etc. Os distúrbios da regulação neuroendócrina, a insuficiência dos tróficos vasculares e nervosos, a presença de hipovitaminose, a supressão da hematopoiese e outros factores desempenham um papel importante.

Tudo isto provoca um esgotamento dos mecanismos de defesa, mas o que importa é o volume e a duração dos factores nocivos.

E, apesar da especificidade dos danos, da diversidade dos mecanismos etiológicos e patogénicos da perturbação, a desregeneração, bem como as reacções adaptativas, têm consequências fundamentalmente semelhantes, em que a "quebra" de um dos "elos" conduz a alterações em toda a cadeia.

Em todos estes casos, devido à perturbação dos processos de autorregulação, são "criadas" as ligações entre dano-inflamação-regeneração-reparação.

Os danos persistentes conduzem a uma inflamação crónica e esta, por sua vez, leva a uma regeneração incompleta.

O "círculo vicioso" acima descrito fecha-se e forma-se um sistema patológico auto-sustentado (que, em certa medida, escapa ao controlo do organismo e, por vezes, se comporta de forma agressiva) - o chamado sistema GRP autocatalítico.

Este "círculo vicioso" refere-se principalmente à inflamação crónica, que também ocorre no eczema e na neurodermatite.

Não só o papel significativo da libertação de histamina dos mastócitos mediada por IgE, mas também a libertação não mediada por IgE de mediadores da HRP, especialmente eicosanóides, podem ser importantes no sistema autocatalítico patológico formado da HRP na FHD. As prostaglandinas e os leucotrienos aumentam a permeabilidade vascular e os mecanismos de quimioatracção em muito maior grau do que a histamina.

As células imunocompetentes, principalmente os linfócitos e as células apresentadoras de antigénios, desempenham um papel importante no eczema.

A sua atividade funcional é largamente regulada pelas citocinas, mas, por sua vez, os eicosanóides são indutores muito importantes da síntese, expressão ou secreção de citocinas.

Assim, muitos sistemas celulares, tanto de "objetivo estritamente imunitário" como de "objetivo condicionalmente não imunitário", desempenham um papel no desenvolvimento da VFC no eczema e na neurodermatite.

É por isso que os factores de desgranulação dos mastócitos (o principal fornecedor de mediadores da alergia) podem ser não só moléculas "predominantemente imunitárias" (1dE, etc.), mas também "condicionalmente não imunitárias" (por exemplo, substância P, eicosanóides), o que exige mais investigação para esclarecer a patogénese do eczema e melhorar os métodos de tratamento dos doentes.

Isto também exige uma abordagem abrangente da terapia dos doentes com eczema, com a inclusão de medicamentos que possam influenciar os processos de formação de moléculas relevantes, tanto a nível periférico como a nível do organismo.

913 (FA-217)	Fundamental aspectos	GRP ao abrigo dos PPAE
As BSORP não contagiosas são eczematosas (sistema neuropeptídico - comum)?		

O sistema neuropeptídico (secções nociceptiva e antinociceptiva) desempenha um papel muito importante na garantia dos processos homeostáticos, tanto a nível de todo o organismo como a nível celular, interagindo estreitamente com outros sistemas de regulação molecular.

Os neuropeptídeos, juntamente com outros mediadores do sistema nervoso, são especializados em relação aos neurónios do cérebro e da medula espinal, mas também se encontram noutros sistemas do corpo.

Em maior medida, estas moléculas têm um efeito modulador intrínseco porque influenciam certos mecanismos de funções de várias células que são universais (perceção, processamento e transmissão de sinais de informação) para renovar o estado funcional perturbado num ou noutro sistema do organismo.

Por isso, os neuropeptídeos regulam tanto o estado psicofisiológico de uma pessoa (emoções, comportamento, sono) como o estado de muitos órgãos e sistemas, incluindo o sistema digestivo, o sistema imunitário, o sistema de adaptação, etc., através dos seus receptores correspondentes (mu-, delta-, kappa-, etc.).

Os neuropéptidos podem proporcionar o efeito necessário em doses muito mais pequenas do que outros mediadores e influenciam não diretamente, mas indiretamente (através de outros sistemas moleculares) os mecanismos perturbados que conduzem a alterações patogénicas numa variedade de doenças, o que é denotado pelo termo modulação.

914 (FA-218)	Fundamental aspectos	GRP ao abrigo dos PPAE
As BSORP não contagiosas são eczematosas (sistema neuropeptídico - substância P)?		

Por exemplo, a substância P está contida nas pequenas terminações aferentes dos cornos posteriores da medula espinal. Além disso, muitos neurónios que terminam nestes cornos contêm também serotonina. Quando um estímulo nocivo excita os receptores do SORP, os músculos - existe uma dor somática (claramente localizada); a dor de origem visceral não tem muitas vezes uma localização clara.

Ao mesmo tempo, as sensações nociceptivas cutâneas e viscerais, e nas lesões SORP, são frequentemente acompanhadas por sintomas de depressão e hipocondria.

A génese da dor nas doenças intestinais está muitas vezes relacionada com uma função motora deficiente, síndrome de má absorção e distensão gasosa do intestino. Neste caso, é particularmente importante lembrar que as células intestinais contêm o maior número de receptores opióides.

915 (FA-219)	Fundamental aspectos	GRP ao abrigo dos PPAE
As BSORP não contagiosas são eczematosas (os péptidos opiáceos são comuns)?		

O primeiro passo na manifestação da atividade biológica dos péptidos opiáceos é a sua ligação a receptores específicos na membrana plasmática das células-alvo, o que leva à formação de um mediador secundário.

No caso do sistema opiáceo, a interação com o recetor conduz geralmente a uma diminuição das concentrações basais e estimuladas de AMPc, enquanto o efeito a longo prazo dos péptidos opiáceos provoca uma diminuição a longo prazo da sua concentração intracelular. Contudo, ao longo do tempo, o número de unidades de adenilato ciclase aumenta gradualmente como reação compensatória.

A retirada abrupta de opiáceos, enquanto a célula é enriquecida em adenilato ciclase, abole a repressão destas unidades, o que, por sua vez, leva a um aumento dramático da concentração de AMPc e possivelmente contribui para o desenvolvimento da síndrome de abstinência de opiáceos.
A biossíntese e a secreção da ACTH, da beta-endorfina e da hormona beta-lipotrópica pela hipófise estão associadas a estados normais e fisiopatológicos do organismo.
A beta-endorfina imunorreactiva é facilmente detectada e é menos suscetível à degradação durante o armazenamento e o processamento do que a ACTH.

916 (FA-220)	Fundamental aspectos	GRP ao abrigo dos PPAE
As BSORP não contagiosas são eczematosas (péptidos opiáceos e dor)?		

Os péptidos opiáceos endógenos desempenham um papel importante na regulação da transmissão do impulso da dor. No corno posterior da medula espinal, as encefalinas são libertadas por neurónios interoceptivos que interagem com fibras aferentes de sensibilidade à dor provenientes da periferia. Estas fibras transmissoras da dor formam sinapses na massa cinzenta do corno posterior com outro conjunto de neurónios; estas fibras sobem pelo tronco cerebral e atravessam-no para formar a via espinotalâmica lateral. A libertação de encefalinas (que pode ser influenciada por neurónios descendentes de centros superiores) inibe a libertação de substância P (um mediador que medeia a transmissão de impulsos de dor) das fibras aferentes que compõem o corno posterior.

917 (FA-221)	Fundamental aspectos	GRP ao abrigo dos PPAE
BSORPs não contagiosas - eczematosas (péptidos opiáceos e outras localizações)?		

Os péptidos opióides endógenos (nomeadamente as encefalinas e as endorfinas) estão presentes não só no hipotálamo, no cérebro, nas glândulas endócrinas (hipófise, glândulas supra-renais, ovários, testículos), mas também nos órgãos gastrointestinais (incluindo o pâncreas). Estes péptidos possuem:

1) efeito analgésico semelhante ao da morfina
2) influenciando as respostas comportamentais
3) a capacidade de funcionar como neurotransmissores e neuromoduladores.

Isto determina em grande parte o papel dos péptidos opióides na execução de numerosas funções, incluindo a memória, a resposta ao stress, a transmissão do impulso da dor, etc., bem como o desenvolvimento de fenómenos como: sedação, irritabilidade, comportamento impetuoso. Outros fenómenos de perturbações comportamentais (hábito de fumar tabaco, consumo de álcool, consumo de drogas) podem também depender de perturbações bioquímicas deste sistema.

918 (FA-222)	Fundamental aspectos	GRP ao abrigo dos PPAE
As BSORP não contagiosas são eczematosas (endorfinas e encefalinas são termos)?		

É frequentemente utilizado o termo generalizado "endorfinas", que inclui tanto as "encefalinas" (traduzidas como "na cabeça") como as endorfinas propriamente ditas (das palavras "morfina endógena"). No entanto, as moléculas de endorfinas e de encefalinas diferem da morfina na sua estrutura química, ao passo que a molécula desta última tem a propriedade de assumir uma forma semelhante à das encefalinas ou das endorfinas, e essa forma pode ser adquirida pela molécula de morfina no momento da sua interação com os receptores correspondentes.

As endorfinas ligam-se melhor aos receptores opiáceos do que a própria morfina e são 20 a 700 vezes mais fortes do que esta última neste aspeto.

919 (FA-223)	Fundamental aspectos	GRP ao abrigo dos PPAE
As BSORP não contagiosas são eczematosas (endorfinas e sistema de adaptação)?		

Tendo em conta que a beta-endorfina (cuja quantidade é a maior de todas as endorfinas do organismo) e a ACTH são derivados da mesma mopecula precursora na glândula pituitária (proopiomelanocortina - POMC), e a síntese destes dois compostos biológicos está intimamente relacionada entre si (é codificada pelo mesmo gene), então, no caso de detetar alterações no nível de beta-endorfina, é legítimo afirmar a presença de alterações na ACTH (ou seja, não só no neuropeptídeo, mas também no sistema adaptativo). Ou seja, a administração de adaptogénios modula necessariamente o estado funcional do sistema neuropeptídico e, assim, podemos considerar que, deste ponto de vista, a Echinacea purpurea tem um efeito neuropeptídico modulador.

Ao mesmo tempo, há estudos que sugerem que:

1) A transformação diferenciada da POMC ocorre em diferentes tecidos;

2) mesmo no mesmo órgão (por exemplo, a glândula pituitária) são produzidos diferentes derivados de POMC (beta-endorfina, hormona beta-lipotrópica, ACTH) em células individuais;

3) em diferentes células, os produtos finais da secreção de POMC são determinados pelo tipo de clivagem por sistemas enzimáticos dentro dessas células;

4) Embora diferentes tipos de células possam sintetizar o mesmo produto genético primário, o perfil final da secreção hormonal pode ser bastante diferente.

A ligação entre o sistema neuropeptídico e os sistemas de adaptação é igualmente indicada pelo facto de a biossíntese da encefalina ocorrer também nas glândulas supra-renais (em particular, a proencefalina-A, que tem na sua molécula 6 repetições de meta-encefalina e 1 sequência de leu-encefalina).

Ligam-se a receptores específicos na membrana plasmática das células-alvo (5 tipos funcionais de receptores opióides em combinação com numerosos tipos de opióides endógenos formam um sistema neuropeptídico complexo), o que leva à formação de mediadores secundários (em particular, uma diminuição a longo prazo da concentração de AMPc).

As células que contêm endorfina estão intimamente relacionadas com as células do pâncreas que contêm insulina. A beta-endorfina estimula a libertação de insulina e glucagon, mas suprime a secreção de somatostatina. Ao mesmo tempo, não foi estabelecido um efeito significativo da endorfina no metabolismo dos hidratos de carbono ou qualquer contribuição da beta-endorfina para a fisiopatologia da SORP.

A beta-endorfina está presente tanto no cérebro como na glândula pituitária (e, na glândula pituitária, as células que contêm ACTH e endorfinas estão nos mesmos locais, e pensa-se que a glândula pituitária tem o maior teor de endorfina do corpo).

Ao mesmo tempo, os neurónios nos quais as endorfinas são biossintetizadas estão também presentes no hipotálamo, têm longas ramificações e penetram noutras partes do cérebro (em particular, no sistema límbico, que se pensa influenciar a memória, a capacidade de aprendizagem e as emoções).

Os neurónios que contêm encefalinas estão ainda mais disseminados no SNC, e especialmente na medula espinal posterior, uma área que contém receptores de opiáceos e vias condutoras envolvidas na transmissão de impulsos de dor.

As encefalinas estão também presentes no trato gastrointestinal e a sua concentração no plexo nervoso da musculatura intestinal é muito mais elevada do que no cérebro.

As encefalinas são sintetizadas nas células cromofílicas da glândula suprarrenal e são armazenadas juntamente com as catecolaminas nos mesmos grânulos secretores. A libertação de encefalina ocorre como parte da resposta simpática ao stress, juntamente com a libertação de adrenalina e noradrenalina.

A libertação de encefalinas (que pode ser influenciada por neurónios descendentes de centros a montante) inibe a libertação de substância P (ou seja, o mediador que medeia a transmissão de impulsos de dor) das fibras aferentes que fazem parte do corno posterior da medula espinal.

São apresentadas provas de que a administração de péptidos opióides a animais em doses inferiores às necessárias para obter analgesia leva ao desenvolvimento de reacções comportamentais específicas e vulneráveis (tais como convulsões graves, comportamentos estereotipados e mesmo superagressão). As endorfinas desempenham um papel na regulação do apetite e podem ser responsáveis por perturbações alimentares. O local de ação da endorfina que afecta o apetite é o núcleo paraventricular do hipotálamo. Tendo em conta o que foi dito acima (a presença de receptores opiáceos no trato gastrointestinal, a síntese de beta-endorfina no pâncreas, onde estimula a libertação de insulina, o que leva a uma alteração do carácter de utilização da glicose), podemos afirmar a necessidade de influenciar o sistema neuropeptídico, normalizando o funcionamento do trato gastrointestinal.

Do ponto de vista da imunorreabilitação, as mais reconhecidas são as preparações de equinácea, eleutherococcus, renn shen, rhodiola rosea e aralia manchuriana, que são em grande parte adaptógenos, mas que também afectam o sistema imunitário e a atividade das reacções imunitárias.

920 (FA-224)	Fundamental aspectos	GRP ao abrigo dos PPAE
BSORP não contagiosa - eczematosa (adaptogénios - equinácea)?		

Ao mesmo tempo, nos últimos anos tem-se salientado que as preparações de Echinacea purpurea pertencem não só aos adaptogénios, mas também às preparações imunotrópicas de origem vegetal com uma propriedade imunomoduladora pronunciada, que depende dos seus constituintes.

A equinácea é uma planta herbácea perene da família das ásteres, cujas partes contêm polissacáridos e óleo essencial (flores - 0,5 %, ervas - até 0,35 %, raízes - de 0,05-0,25 %). O principal constituinte do óleo essencial são sesquiterpenos não cíclicos. Nas raízes encontra-se o glicosídeo equinacosídeo, resinas, ácidos orgânicos (palmitínico, linoleico, cerotínico), bem como - fitoesteróis. A principal substância ativa, que tem atividade imunoestimulante, são os polissacáridos da equinácea.

921 (FA-225)	Fundamental aspectos	GRP ao abrigo dos PPAE
BSORP não contagioso - eczematoso (equinácea - mecanismos de ação)?		

A Echinacea purpurea exerce o seu efeito imunocorregulador devido ao conteúdo de oligoelementos importantes (selénio, zinco, etc.), substâncias biologicamente activas (betaína, rutina, glicosídeos de flavonas, enzimas, etc.), vitaminas (A, C). Este complexo de substâncias, que faz parte da composição da Echinacea purpurea, proporciona estes mecanismos de ação.

1. Estimula as reacções celulares e humorais da imunidade inespecífica, ou seja, tem um efeito imunomodulador de diferentes formas reforço da síntese de anticorpos; ativação da fagocitose (por neutrófilos e macrófagos); influência nas funções dos macrófagos (bactericida, citotóxica, secreção de interferão, TNF, IL-1); estimula a quimiotaxia dos granulócitos; estimula a transformação dos linfócitos B em plasmócitos;

melhora as funções dos T-helpers.

2. Além disso, a Echinacea purpurea tem um efeito anti-inflamatório, que se deve: à inibição da ciclo-oxigenase ou da 5-lipoxigenase (ou seja, impede o aumento da formação de prostaglandinas e leucotrienos); à estimulação do córtex suprarrenal e ao aumento da síntese de glucocorticóides endógenos.

3. Com o uso prolongado - aumenta a resistência não específica do organismo a factores ambientais desfavoráveis (é um estimulador biogénico do SNC, adaptogénico).

4. Exerce uma ação bacteriostática, antiviral e antimicótica (inibe o crescimento e a reprodução de estreptococos, estafilococos, Escherichia coli, vírus da gripe, herpes).

5. Tem um efeito analgésico nas queimaduras.

922 (FA-226)	Fundamental aspectos	GRP ao abrigo dos PPAE
As BSORP não contagiosas são eczematosas (equinácea - aplicação)?		

Em ligação com as propriedades acima referidas, a Echinacea purpurea é utilizada como parte de uma terapia complexa para muitas doenças crónicas.

doenças (doenças respiratórias, úlcera péptica, artrite, hepatite, nefrite e doenças dentárias), doenças infecciosas (virais, sépticas, feridas infectadas e queimaduras), condições patológicas em caso de enfraquecimento do sistema imunitário (causadas pela cronicidade de doenças inflamatórias, em caso de enfraquecimento do sistema imunitário (causado por doenças inflamatórias crónicas, influência de radiações ionizantes, UVB, medicamentos quimioterapêuticos, antibioticoterapia prolongada), perturbações metabólicas (diabetes mellitus, doenças do fígado), ação de várias substâncias químicas de natureza tóxica, contidas no ar e nos alimentos (metais pesados, pesticidas, insecticidas, fungicidas), etc.).

923 (FA-227)	Fundamental aspectos	GRP ao abrigo dos PPAE
BSORP não contagioso - eczematoso (equinácea - as indicações são comuns)?		

De acordo com a divisão da terapia imunotrópica em imunoestimuladora, imunossupressora e imunomodulador, de acordo com as peculiaridades do desenvolvimento de eczema e neurodermatite em crianças, em nossa opinião, este último deve ser usado na maior extensão, que visa restaurar o estado imunológico a um estado equilibrado e é frequentemente usado em pessoas com a presença de manifestações de distúrbios psicoemocionais, síndrome de fadiga aumentada, bem como - em pacientes graves que correm o risco de desenvolver imunodeficiência ou processo autoimune.

Também deve ser tido em conta que os mecanismos de desgranulação independente de IgE dos basófilos envolvem produtos do complemento, quimiocinas, substância P e outros. Em caso de ação dos factores nocivos acima mencionados, são activados os mecanismos de ativação dos fosfolípidos da membrana dos basófilos/células de toque, ocorrendo fases com uma série de efeitos que testemunham a ativação de ambos os tipos de basófilos. Isto promove alterações no estado funcional de outras células, incluindo os mediadores que estudámos : monócitos/macrófagos - leucotrieno B4; neutrófilos - leucotrieno B4; basófilos/mastócitos - prostaglandinas. Dado que foram identificados receptores para péptidos opióides em células imunocompetentes (em particular, nos linfócitos), os mediadores inflamatórios (eicosanóides) podem também causar uma resposta de feedback do sistema neuropeptídico.

Além disso, existem muitos mastócitos nos órgãos do trato gastrointestinal, e o aumento da libertação de prostaglandinas e leucotrienos a partir deles leva a uma reação dos sistemas vascular e muscular destes órgãos com manifestações clínicas de irritação (sintomas de desconforto, dor).

Ou seja, forma-se um "círculo vicioso" peculiar de alterações fisiopatológicas nas crianças com eczema e neurodermatite ao nível dos órgãos gastrointestinais, envolvendo marcadores de nocicepção (substância P), antinocicepção (beta-endorfina, meta-encefalina, leu-encefalina), inflamação (PGE2, PGF2-alfa, leucotrieno B4).

Assim, a utilização de princípios fisiológicos gerais de funcionamento, por assim dizer, de um "sistema neuroendócrino-imune" unificado - o princípio do "sistema neuroendócrino-imune" - torna-se importante.

A sensibilidade dos receptores de feedback é o principal mecanismo responsável pelo carácter das oscilações dos sistemas moleculares reguladores correspondentes das populações celulares. Neste caso, é promissora a utilização de fármacos que, mesmo quando administrados topicamente, possam atuar simultaneamente sobre o sistema neuropeptídico e o sistema eicosanóide. Este tratamento pode tornar-se mais eficaz quando são utilizados no sistema de terapia geral medicamentos que afectam tanto as células imunocompetentes (de preferência com um efeito imunomodulador ligeiro) como medicamentos capazes de bloquear a entrada de alergénios através de uma das principais vias de entrada no organismo - o trato gastrointestinal (por exemplo, sorventes, e aqueles que estão disponíveis para implementação generalizada na prática e o médico tem experiência suficiente na sua utilização).

924 (FA-228)	Fundamental aspectos	GRP ao abrigo dos PPAE
SIBRS não contagiosa - psoríase, líquen plano escamoso vermelho (visão geral)?		

Estas duas formas nosológicas são habitualmente apresentadas numa aula, num seminário ou numa formação prática. Entretanto, sabe-se que, apesar de certos pontos idênticos (elemento eruptivo primário - pápula, presença do fenómeno de Kebner, fator etiológico desconhecido, etc.) - são doenças independentes, cuja patogénese difere significativamente, e muitos dos seus aspectos necessitam de ser estudados mais aprofundadamente; a psoríase afecta frequentemente a SORP (na forma alargada de tópicos "hematológicos" e "oncológicos"), tema de futuros volumes da enciclopédia, mas algumas das suas secções são relevantes para o problema da PRF.

925 (FA-229)	Fundamental aspectos	GRP ao abrigo dos PPAE
BSORP não contagiosa - psoríase (hipótese #1)?		

O problema da psoríase, desde os tempos mais remotos (rotulada como "a rosa do diabo") até aos nossos dias, esteve e continua a estar por resolver

nos pontos mais essenciais, e - a pergunta de Auspitz "Was psoriasis ist?" ("O que é a psoríase?") não obteve uma resposta definitiva.
Nesta enciclopédia, não pretendemos fazer uma cobertura exaustiva do problema da psoríase, mas centrar-nos-emos apenas em alguns aspectos do desenvolvimento do processo inflamatório-reparador nesta doença.
Mas antes de nos debruçarmos sobre os aspectos do processo inflamatório-reparador na psoríase, tendo em conta que uma das distinções desta enciclopédia é a consideração não só de material factual mas também de - hipóteses ou conceitos, vamos ~ 35 ~ rever os pressupostos e certas linhas de investigação para a solução do problema.
Primeiro pressuposto. É possível que no significado direto ("fator etiológico") não se encontre nenhum "vírus" (na interpretação microbiológica desta palavra) e que o "vírus" seja uma "falha" no(s) programa(s) celular(es) - por assim dizer, na "interpretação informática do conceito de vírus".

926 (FA-230)	Fundamental aspectos	GRP ao abrigo dos PPAE
BSORP não contagiosa - psoríase (hipótese #2 - "DNIES")?		

A segunda hipótese. Está intimamente ligado ao primeiro. Mesmo os estudos bioquímicos e citológicos dos últimos anos provaram que "em resposta a qualquer dano de qualquer compartimento celular, TODOS os seus sistemas moleculares participam, em maior ou menor grau", o que já salientámos anteriormente.
A investigação moderna provou a existência de um único sistema regulador neuroendócrino-imune no organismo, ou como é mais comummente designado por DNIES - Sistema NeuroImunoEndocrino Difuso. A sinalização celular ocorre de acordo com princípios gerais, sendo a regulação hormonal um fenómeno biológico GERAL, inerente a qualquer célula, independentemente da sua origem e do seu papel biológico básico no organismo. O termo "hormona" refere-se atualmente a uma variedade de moléculas de sinalização e muitas delas já foram classificadas (por exemplo, eicosanóides, citocinas, etc.). A consideração de moléculas já conhecidas em termos do seu funcionamento e que asseguram as acções do sistema neuroimuno-endócrino difuso já permitiu

a muitas especialidades médicas efetuar investigações a níveis mais finos da organização das células e dos organelos subcelulares e obter provas suplementares da existência de uma linguagem química comum de comunicação intercelular nos sistemas nervoso, imunitário e endócrino.
Não há dúvida de que a função hormonal não é uma atividade específica de células individuais, mas tem um significado biológico geral e é inerente a qualquer célula viva, independentemente da sua origem e do seu papel principal no organismo.
Um maior desenvolvimento de perspectivas integrais sobre os processos celulares moleculares (intercelulares) permitirá, pelo menos, expandir o conhecimento de muitos processos patológicos em medicina dentária.

927 (FA-231)	Fundamental aspectos	GRP ao abrigo dos PPAE
BSORP não contagiosa - psoríase (hipótese #3 - imunogenética)?		

O terceiro pressuposto. Também está intimamente relacionado com os aspectos fundamentais da SORP discutidos anteriormente. É possível que os insucessos no estudo da etiopatogénese da psoríase dependam do facto de estarmos "habituados" a uma determinada interpretação de alguns termos e, dado que a formação de um novo campo de conhecimento básico e integral da neuroimunoendocrinologia só agora começou, não estamos "preparados" para fazer interpretações inesperadas dos pontos de vista tradicionais. Uma das direcções promissoras pode ser a revisão da nossa atitude em relação ao problema do "ANTIGÉNIO" em geral. A maior parte das vezes, nos manuais escolares e na literatura científica, este conceito significa "Alienígena". Mas não é exatamente e nem sempre assim, tal como o interpretamos literalmente.
Não é por acaso que os geneticistas acreditam que "as doenças não genéticas não existem". Isto não significa que todas elas sejam hereditárias, mas o facto de nada acontecer na célula sem que os genes sejam tidos em conta é uma verdade (embora nem sempre comprovada).
Em relação à maioria dos antigénios (T-dependentes), nenhuma resposta imunitária ocorre sem a participação dos genes do complexo principal de histocompatibilidade (HLA no homem).
De facto, a maioria das moléculas estranhas

é captado pelas células apresentadoras de antigénios, nas quais ocorre o "processamento", durante o qual fragmentos da molécula estranha são combinados com genes HLA e apresentados na superfície das APCs no complexo "fragmento de molécula estranha + HLA", que constitui o antigenoma propriamente dito. O T-helper reconhece os genes HLA das APCs (por isso, o termo "antigénio" deve ser logicamente abreviado não como Ag ou AG, mas como AG); considerando que estão "contaminadas", a molécula estranha envia um sinal de "ajuda" às células B; o mesmo sinal "ajuda" a célula B a transformar-se em célula plasmática com a saída para o "comando de proteção" das moléculas da resposta imune humoral (anticorpos-imunoglobulinas).

Até à data, os genes HLA já foram investigados nas doenças SORP e existem resultados iniciais, sendo este problema promissor para um estudo mais aprofundado.

928 (FA-232)	Fundamental aspectos	GRP ao abrigo dos PPAE
BSORP não contagiosa - psoríase (hipótese #4 - imuno-oncologia)?		

Quarto pressuposto . Se estamos a falar de integração da investigação, então, na nossa opinião, promissora no estudo da psoríase é a utilização da experiência relativa aos antigénios tumorais, que é realizada em oncologia (o que até tornou possível a criação de uma direção separada no tratamento de doentes com cancro - terapia ADOPTIVA).

Assim, uma das abordagens modernas para resolver o problema da patogénese das doenças crónicas consiste em determinar os níveis de marcadores de determinados processos no organismo (cancro, inflamação, etc.).

O termo "marcador" é definido em termos gerais como uma propriedade caraterística, uma etiqueta, uma marca, uma caraterística específica.

Dado o stress ambiental em muitas regiões do mundo, o problema da identificação de marcadores de cancro e de biomarcadores, no sentido mais lato do termo, reveste-se de particular importância na prática dentária.

Na maioria dos casos, cada tipo de célula (ou fenótipos de tipo de célula) exprime polipéptidos específicos e a identificação destas caraterísticas

específicas é amplamente utilizada para o diagnóstico de doenças (marcadores cromossómicos, imunitários, tumorais, enzimáticos, etc.).
Existem provas da utilização específica de marcadores também nas lesões/doenças SORP.
Assim, constata-se que:
1) O marcador cromossómico do linfoma de células T é a transposição (um tipo de anomalia cromossómica - 7, 14 ou 11 ou 9) com possíveis oncogenes tel-1, tel-2, tel-3;
2) Os marcadores HA (expressão de aloantigénios (aG) do complexo principal de histocompatibilidade) podem ser utilizados para o diagnóstico de dermatite herpetiforme (aG-Dw3), psoríase vulgar (aG-Cw6), vulgar vesicular (aG-DR4 e aG-A10), bem como artrite reactiva de etiologia gonorreica (aG-B27), artrite psoriática (aG-Bw38).
Ao mesmo tempo, os marcadores cromossómicos acima mencionados indicam apenas um risco relativo de desenvolvimento ou existência da respectiva doença (de 4,8 a 18,0 por cento)
Os chamados "**oncomarkers**" são muito mais fiáveis em termos de valor de diagnóstico: CA-125 (cancro do ovário), CA-15-3
(cancro da mama metastático), prostate-AG (cancro da próstata).

929 (FA-233)	Fundamental aspectos	GRP ao abrigo dos PPAE
BSORP não contagioso - psoríase (marcadores de DC; grupos)?		

Os marcadores CD (CD-aG; clusters de diferenciação) têm sido amplamente utilizados no imunodiagnóstico.
Nos linfócitos aparecem diferentes aglomerados (acumulação e/ou associação de células homogéneas, moléculas, etc., anteriormente não ligadas entre si) em diferentes fases da sua diferenciação:
1) A diferenciação dos linfócitos independente dos AG tem lugar no timo (por esta razão, **os linfócitos** do timo são designados **timócitos**);
2) Fase 1:
a) A célula progenitora de linfócitos T entra no timo a partir da medula óssea no período fetal e pode expressar AGCD7 diferenciado na sua superfície;
б) esta célula sintetiza então a forma citoplasmática da molécula C D3;

в) expõe então na sua superfície C D1 e CD2;

Fase 2: protimócito

a) ++++-já possui um fenótipo CD7 , CD1 , CD2 , c CD3 , CD4 , 0)8;

б) A molécula DE CD desaparece quando a célula amadurece e a forma citoplasmática de C D3+ (com CD3) passa para a membrana;

в) fase: timócito - no processo de montagem das cadeias a e b do recetor de timócitos do timócito:

a) -+começam a expressar os marcadores CD4 e CD, dando origem à maioria dos timócitos com fenótipo CD1+, CD2+, CD3+, CD4+, CD8 ;

б) estas células são capazes de se diferenciar em duas direcções:

- +++-em células CD1 , CD2 , CD4 , CD8 ;
- ++-em células CD1 , CD2 , CD4 , CD8+;
- na presença do marcador de membrana CD3 e do recetor av de linfócitos T em ambos os subtipos;

в) estas células já estão "autorizadas" a deixar o timo, aparecem no sangue periférico e nos órgãos linfóides e são normalmente destacadas do timo ;

Os linfócitos T expressam CD4 ou CD8, e as células de fenótipo CD4+, CD8+ estão ausentes.

Na camada cortical do timo, os linfócitos T em maturação estão protegidos da ação das Igs provenientes do ambiente interno do organismo devido à barreira hematótica aqui existente (é formada por células endoteliais, membrana basal dos capilares da camada cortical, tecido conjuntivo perivascular e respectivas células (pericitos e macrófagos), células epiteliais dendríticas com a sua membrana).

Os timócitos da camada cortical entram na camada cerebral, onde se diferenciam em linfócitos C D4+ e CD8+.

Os linfócitos T maduros deixam a camada cerebral através de vénulas e vasos linfáticos (apenas 3-5%). As últimas células morrem (são neutralizadas pelos macrófagos aqui presentes).

930 (FA-234)	Fundamental aspectos	GRP ao abrigo dos PPAE
BSORP não contagiosa - psoríase (marcadores moleculares; anticorpos monoclonais)?		

A utilização de métodos imunocitoquímicos permite estabelecer a localização tanto de estruturas moleculares como de compostos moleculares - Ig, hormonas, enzimas, AG, receptores. As melhorias modernas das técnicas metodológicas (métodos imunoenzimáticos diretos e indirectos, métodos citoquímicos, reacções que utilizam complexos anticorpo (aT)-enzima não marcados e sistemas altamente sensíveis para a visualização de locais de ligação de aT não marcados a aG, criação de tecnologia híbrida para a produção de aT monoclonais, etc.) contribuíram para avanços significativos no diagnóstico de leucemias e tumores e para a especificação de marcadores moleculares relevantes.

A utilização de métodos imunocitoquímicos fornece informações valiosas:

1) sobre a origem das células leucémicas;

2) a histogénese de várias neoplasias (o que é importante para a escolha de regimes de tratamento racionais);

3) As reacções imunocitoquímicas com marcadores permitem estabelecer a natureza celular das metástases, especialmente em caso de localização pouco clara do tumor primário, bem como detetar micrometástases nos gânglios linfáticos, na medula óssea e nos exsudados das cavidades serosas;

4) A obtenção de AT monoclonal para uma vasta gama de linfócitos AT e B, granulócitos, células eritroblásticas e SMF específicos da linhagem, diferenciados e activados, permitiu reunir numerosos AG leucocitários em 247 grupos de diferenciação; facilitou também a imunofenotipagem de formas linfóides de leucemia e de linfoma maligno não Hodgkin;

5) no diagnóstico imunohistoquímico de tumores solitários, é utilizado um vasto arsenal de AT mono e policlonais para AGs específicos de tecidos e órgãos, hormonas, enzimas e produtos de oncogenes no estudo de secções histológicas e biópsias com agulha fina; isto tornou-se possível devido ao estudo detalhado da estrutura, síntese e expressão de AGs marcadores (a expressão é armazenada nas células e no processo da sua transformação maligna).

Na fase atual da hematologia, o diagnóstico da hemoblastose é efectuado de forma exaustiva, de acordo com a classificação das doenças (análise das caraterísticas: morfológicas + imunofenotípicas + genético-moleculares + clínicas; isto, por exemplo, permitiu:

1) identificar variantes da doença com significado prognóstico (por imunofenotipagem utilizando um painel adequado de aTs monoclonais);

2) Determinar marcadores para determinados processos de hematoblastose, por exemplo

- diferenciação megacariocítica (expressão de CD41, CD42, CD61);
- sinais mínimos de diferenciação na leucemia mieloide aguda (expressão de pelo menos um dos AG panmielóides: CD33, GD13, GD117);

3) Caracterizar melhor a natureza das células nas doenças linfoproliferativas crónicas.

931 (FA-235)	Fundamental aspectos	GRP ao abrigo dos PPAE
BSORP não contagioso - psoríase (marcadores de cancro)?		

Em oncologia, a escolha de marcadores que permitam identificar os principais tipos de neoplasias (epiteliais, do tecido conjuntivo, linfoide, melanoma, etc.) e diagnosticar metástases tumorais (incluindo micrometástases), detetar mesmo células tumorais isoladas (Tg-se1k). Estes marcadores incluem citoqueratinas de baixa densidade molecular (GD45), AG associado ao melanoma (NMV-45) e outros. As citoqueratinas encontram-se na maioria dos tumores cancerosos pouco diferenciados.

Foram observadas certas peculiaridades da formação de antigénios tumorais conhecidos. No entanto, apesar dos avanços no diagnóstico de tumores utilizando marcadores tumorais, o problema da procura de novas possibilidades de investigação de "marcadores" continua por resolver.

É dada atenção aos mecanismos moleculares e genéticos da origem e da atividade vital das células neoplásicas, à progressão da oncopatologia sob a influência de factores carcinogénicos, às ligações entre o desenvolvimento de processos neoplásicos e as alterações a um determinado nível (oncogenes, oncosupressores e genes mutadores). Obtiveram-se dados que indicam que uma das manifestações da propensão genética para a oncopatologia é o fenómeno de localização primária-múltipla do processo neoplásico.

932 (FA-236)	Fundamental aspectos	GRP ao abrigo dos PPAE

BSORP não contagioso - psoríase (cancir ogeni)?

Chama-se a atenção para o seguinte:

1) De acordo com a Convenção n.º 139 sobre o Cancro no Trabalho (Genebra, 1974), as pessoas que estão expostas a factores cancerígenos no trabalho devem ser notificadas desse facto, o que também é apoiado pela regulamentação estatal ucraniana pertinente (Despacho n.º 25 de 07.02.1997, "Lista de substâncias ... carcinogénicas para o homem", com aditamentos de 2006);

2) É necessário prestar atenção, durante os exames médicos, às chamadas condições pré-cancerosas, e é aconselhável utilizar marcadores laboratoriais conhecidos de risco de cancro ao formar grupos de risco (na nossa opinião, até certo ponto, esses marcadores podem incluir o exame elementar);

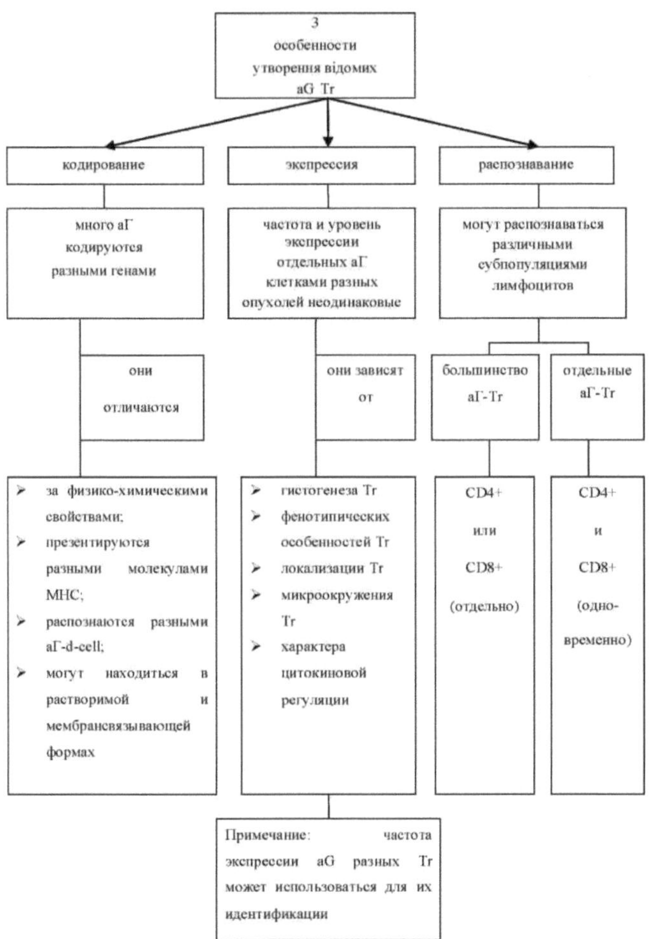

Fig. Alguns mecanismos de formação do antigénio tumoral (Tr) (aG)

3) uma grande variedade de factores pode levar à transformação de células normais em cancro, resultando numa reorientação dos sistemas enzimáticos sem alterações grosseiras na estrutura das proteínas, na especificidade imunológica, etc.

933 (FA-237)	Fundamental aspectos	GRP ao abrigo dos PPAE
BSORPs não contagiosas - psoríase (referências oncoimunológicas)?		

Depois de analisar o estado da investigação na oncoimunologia moderna, distinguem-se 7 direcções principais.

As principais direcções destacadas da oncoimunologia podem também ser relevantes para o problema da psoríase. Estas direcções são as seguintes:

1) identificação de AGs associados a tumores (produtos específicos associados a tumores - produtos de genes mutantes);

2) estudo dos padrões de reconhecimento de péptidos tumorais pelas células que reconhecem aG (aG -d-sep - células que reconhecem antigénios (de diagnóstico)) em paralelo com o estudo dos mecanismos intracelulares do processo de apresentação das células que apresentam antigénios (presentes) aG (aG -p-se11);

3) estudos dos mecanismos de realização da ação citotóxica de diferentes células efectoras (E f-sel);

4) estudos das particularidades da regulação por citocinas das células do sistema imunitário (Im-cell); a influência das citocinas nas células tumorais e a sua interação com as células do sistema imunitário;

5) elucidação dos mecanismos de "fuga" dos tumores ao controlo imunológico, dos factores de imunoestimulação do crescimento tumoral e do seu efeito supressor nas células do sistema imunitário;

6) procura de métodos informativos de estudos imunológicos como critérios de avaliação do estado dos doentes com cancro e da eficácia da imunoterapia;

7) desenvolvimento de novas abordagens para a imunoterapia de pacientes com tumores malignos com base nos resultados da investigação fundamental.

934 (FA-238)	Fundamental aspectos	GRP ao abrigo dos PPAE
BSORP não contagioso - psoríase (identificação de aH)?		

Atualmente, já foram identificados grupos inteiros de aGs específicos e não específicos de Tr (MAGE, BAGE, GAGE, NY-ESO, LAGE, PAGE, MART, mais de 30 aGs de melanoma, etc.), incluindo genes que os codificam. Dada a importância dos processos de reconhecimento de aG-Tg e de indução de resposta imunitária, estão a ser desenvolvidas terapias anti-Tg que visam estes mecanismos.

É aconselhável utilizar a chamada nutrição radioprotectora.

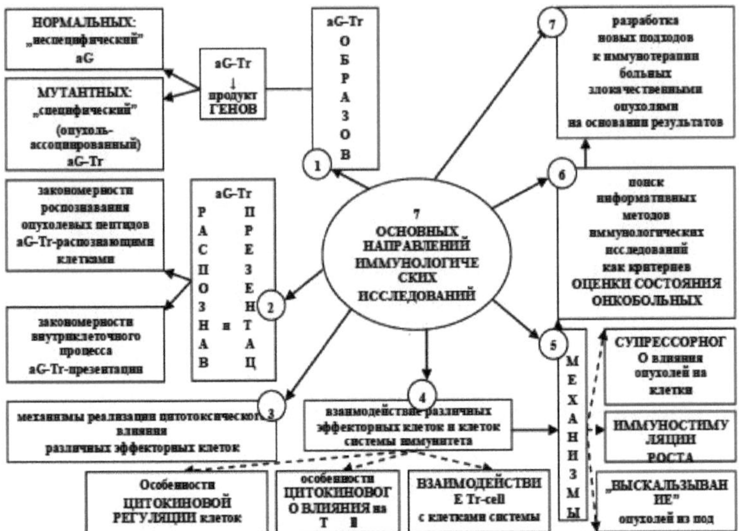

Fig. Principais direcções da investigação imunológica em oncologia que podem ser utilizadas em medicina dentária

A identificação do aG (aG) apresenta inúmeras dificuldades, entre as quais as principais são também pelo menos 7 que estão relacionadas com a viabilidade do Tg-se11 :

1) a expressão de aG-Tg-se11 está ausente ou é negligenciável;

2) A secreção de aG por muitos Tg-se11 é fraca (estão ausentes tanto no sangue como nos fluidos corporais);

3) a presença de vários epítopos determinantes de AG em células Tg (incluindo os inerentes a células normais);
4) Instabilidade da estrutura aG do Tg-se11 em diferentes fases do crescimento do tumor;
5) Diferença na estrutura aG do Tg primário e metastático;
6) nem todos os AGs são capazes de induzir a defesa antitumoral;
7) alguns AGs podem provocar a estimulação do crescimento de Tg.

935 (FA-239)	Fundamental aspectos	GRP ao abrigo dos PPAE
BSORP não contagioso - psoríase (direcções promissoras)?		

A este respeito, são prometedores os seguintes aspectos encaminhamentos como a obtenção de informações para iniciar o tratamento:
1) na presença de condições necessárias para o processo de reconhecimento de aG-Tg (em primeiro lugar, quais aG -Tg e MNS são expressos por este ou aquele Tg-se11);
2) sobre os péptidos Tg que induzem defesas anti-tumorais;
3) sobre os péptidos que contribuem para "escapar" ao reconhecimento da Tg.
A utilização injustificada de um ou outro aG para vacinação pode ser um fator de ineficácia de certas terapias vacinais. É necessário testar previamente o Tg-se11 para obter informações sobre as suas caraterísticas fenotípicas que são importantes para a indução da resposta tumoral (ou seja, controlo não só a nível celular mas também a nível molecular, incluindo o genoma).

936 (FA-240)	Fundamental aspectos	GRP ao abrigo dos PPAE
BSORP não contagioso - psoríase (expressão aH)?		

O reconhecimento de AGs de qualquer natureza só ocorre quando a célula-alvo e os linfócitos expressam AGs do MNS idênticos.

É esta regularidade estrita que explica a posição fundamental de que o estudo dos processos de reconhecimento de AG-Tg está em ligação direta com o estudo da expressão de AG do MNS tanto em Tg-sel1 como em linfócitos. Atualmente, o papel da expressão de aG do MNS foi clarificado:

1) A frequência de expressão dos AGs de classe I e classe II do MNS é diferente nas células de diferentes tumores;

2) a expressão dos AGs do MNS de classe I é reduzida já na fase de estados pré-tumorais;

3) Em vários casos, existe uma correlação "negativa" entre a expressão de AG de MNS de classe I e a progressão de T em muitos tumores: intestinal, da mama, cervical, da cavidade oral e da laringe, e da bexiga;

4) uma diminuição drástica da expressão de MNS AG de classe I coincide com a metástase precoce, o que é especialmente verdadeiro para as células de melanoma, que se caracterizam geralmente por uma expressão deficiente de MNS AG de classe I e por uma fraca imunogenicidade;

5) A intensidade da redução da expressão dos AGs do MNS de classe I varia consoante a localização da Tg e o nível de expressão de base destes AGs.

<table>
<tr><td>937
(FA-241)</td><td>Fundamental
aspectos</td><td>GRP ao abrigo dos PPAE</td></tr>
<tr><td colspan="3">BSORP não contagiosa - psoríase (hipótese #5)?</td></tr>
</table>

Quinto pressuposto. Os mecanismos dos "fenómenos" conhecidos não podem ser considerados como definitivamente elucidados; o mesmo se aplica ao(s) mecanismo(s) de desenvolvimento do fenómeno de Kebner (reação isomórfica).

Este fenómeno ocorre não só na psoríase, mas também noutras doenças (piolhos vermelhos, vitiligo, etc.). É possível que o "cenário" do fenómeno de Kebner seja seguido por algumas caraterísticas da erupção cutânea noutras doenças ("ao longo do curso dos nervos", há mesmo uma sugestão de que a erupção cutânea pode estar localizada "ao longo do curso dos meridianos de acupunctura", etc.).

O processo inflamatório que se desenvolve no fenómeno de Kebner assemelha-se a uma reação de hipersensibilidade.

Outro problema é que, por vezes, os médicos cometem erros no diagnóstico do fenómeno de Kebner e podem confundi-lo, por exemplo, com herpes zoster.

Ao mesmo tempo, a presença do fenómeno de Kebner indica a fase progressiva da doença e exige uma abordagem diferenciada na escolha da terapia.

938 (FA-242)	Fundamental aspectos	GRP ao abrigo dos PPAE
BSORP não contagioso - psoríase (prontidão para hiperplasia)?		

Segundo muitos cientistas, a psoríase também se assemelha essencialmente a um processo neoplásico, porque nesta dermatose o principal fenómeno é a "mitose desenfreada dos queratinócitos". Mas, tal como nos tumores, a existência do antigénio psoriático (a G) é considerada duvidosa por muitos autores.

Uma vez que a ativação das células T foi detectada nas placas psoriásicas, supõe-se que seja causada por determinantes antigénicos que surgem em caso de destruição celular (por exemplo, reação mecânica - Koebner; localização da erupção cutânea na área dos locais mais traumatizados).

Assim, o estudo da essência da reação de Kebner na psoríase e na placa escamosa vermelha continua a ser um problema urgente e requer um estudo pormenorizado tanto a nível fisiopatológico como aspectos práticos.

No entanto, a análise da literatura moderna, que cobre parcialmente este problema, permite considerar, a partir de outras posições, o papel destes dois factores prejudiciais nos mecanismos de desenvolvimento das alterações fisiopatológicas do fenómeno de Kebner em doentes com psoríase e dos já conhecidos.

Isto é especialmente verdadeiro quando se considera o problema da função trófica de adaptação recentemente descoberta do sistema nervoso autónomo (a sua terceira divisão encontrada no intestino e o papel dos chamados "trofogénios").

O fator desencadeante pode ser qualquer estímulo externo ou interno e, sob a sua influência no processo de adaptação, o circuito regulador que controla a mitose e a sua síntese de queratina, lípidos e outras substâncias

biologicamente activas é perturbado.
No processo de interação, a atividade de cada coenzima pode alterar-se, o que, em geral, leva à desorganização dos ciclos bioquímicos.
Na fase final ocorre: por um lado - 1) diminuição da formação de keylon; 2) diminuição da sensibilidade dos receptores de queratinócitos à ação de : a) complexo adrenalina - keylon, b) diminuição da formação de AMPc; por outro lado - 3-a) aumento da formação de aldosterona; 3-b) aumento da concentração do fator de crescimento epidérmico, que, por sua vez, leva a uma violação da relação intracelular de iões de sódio e potássio, aumento da secreção de histamina e outras substâncias biologicamente activas, violação da relação AMPc/GMPc .

939 (FA-243)	Fundamental aspectos	GRP ao abrigo dos PPAE
BSORPs não contagiosas - psoríase (papel da relação AMPc/GMPc)?		

Sabe-se que o nível de divisão celular na psoríase é 1000 vezes superior ao da psoríase normal. A taxa de divisão é controlada em grande parte pelo equilíbrio entre AMPc e GMPc. Um aumento dos níveis de AMPc está normalmente associado a uma diminuição da proliferação, enquanto um aumento do GMPc está associado a um aumento da proliferação celular. Na pele e no POPR dos doentes com psoríase, observam-se níveis mais elevados de cGMP e níveis reduzidos de cAMP. Assim, os inibidores do AMPc criam condições para uma proliferação aumentada (excessiva). Os estimuladores do GMPc também conduzem ao mesmo.
A perturbação da relação entre os nucleótidos cíclicos (diminuição do AMPc e aumento do GMPc) depende diretamente das suas enzimas reguladoras (adenilato ciclase e fosfodiesterase). Um dos factores desta perturbação das relações entre os nucleótidos cíclicos pode ser um aumento do nível de eicosanóides.
É de notar que a esmagadora maioria dos estudos sobre os nucleótidos cíclicos diz respeito ao seu teor num ou noutro meio do organismo. É certo que a extrapolação absoluta dos dados obtidos em relação ao teor de substâncias na SORP e no sangue não é suficientemente fiável, mas, ao mesmo tempo, não se pode ignorar os factos de que: em primeiro lugar, através de mecanismos reguladores especiais, os nucleótidos cíclicos

podem aumentar bruscamente a atividade das fosfodiesterases, diminuindo depois o seu teor na célula; em segundo lugar, em muitos tipos de células, observa-se que a estimulação prolongada da adenilato ciclase conduz a uma alteração trifásica da concentração de AMPc:
o aumento da concentração é modificado por um patamar e depois por uma diminuição até ao nível inicial.
Isto pode dever-se ao facto de a substância que ativa a adenilato ciclase, indiretamente, através de um aumento da concentração de AMPc, aumentar a atividade da fosfodiesterase; em terceiro lugar, não podemos ignorar os níveis destas substâncias biologicamente activas no sangue, porque são marcadores não específicos da inflamação e de outros processos patológicos, e o seu estudo na dinâmica do tratamento pode ser considerado como um critério da sua eficácia.

940 (FA-244)	Fundamental aspectos	GRP ao abrigo dos PPAE
BSORPs não contagiosas - psoríase (papel do axónio-reflexo)?		

É possível que o fenómeno de Kebner seja uma reação que se desenvolve de acordo com o "guião" de um reflexo (o axónio-reflexo é uma reação reflexa que se realiza, ao contrário de um verdadeiro reflexo, sem a participação de mecanismos nervosos centrais).
No axónio-reflexo, a excitação que tem origem numa terminação nervosa periférica, TRANSFERE-SE PARA O PONTO DE DESENVOLVIMENTO de uma fibra centrífuga de um ramo para outro, provocando um efeito fisiológico definido.
Os eicosanóides ocupam um lugar importante, mas é possível que os nucleótidos também estejam envolvidos. Isto requer a prescrição de medicamentos que afectem os níveis destes compostos bioactivos nos doentes com psoríase.

941 (FA-245)	Fundamental aspectos	GRP ao abrigo dos PPAE
BSORP não contagioso - psoríase (prontidão para desenvolver GDM)?		

As anomalias nos eicosanóides, nos mediadores das segundas células e nos neurotransmissores detectadas nos doentes com psoríase podem indicar não só a "prontidão" dos doentes para desenvolverem inflamação (incluindo o mecanismo do fenómeno de Kebner), mas também a "prontidão" do sistema nervoso, que é incapaz de influenciar a prevenção do desenvolvimento da inflamação (através do mecanismo, axónio-reflexo). Por conseguinte, para além das funções relativamente bem estudadas do sistema nervoso autónomo (influências simpáticas e parassimpáticas), observam-se também perturbações nas funções de adaptação e tróficas. Assim, os dados obtidos nos últimos anos sobre numerosas perturbações de vários sistemas do organismo têm de ser revistos, tendo em conta a essência e a importância desta função. Não está excluído que o desenvolvimento de uma reação isomórfica também seja possível
(fenómeno de Kebner) depende também, em grande medida, de perturbações nos componentes estruturais do sistema nervoso autónomo.

942 (FA-246)	Fundamental aspectos	GRP ao abrigo dos PPAE
BSORP não contagioso - psoríase (tratamento com preparações fitoníricas)?		

No sistema de tratamento complexo da psoríase, os pacientes utilizam preparações criadas de acordo com os princípios da fitoterapia (do inglês phyton - planta e engineering - engenharia), por exemplo - da casca do salgueiro (asalix, etc.) - refere-se, de facto, aos meios que são chamados de "pró-fármacos", porque as substâncias activas deste medicamento estão na forma de uma mistura de pró-fármacos, que não tem um efeito irritante no trato gastrointestinal.

A principal vantagem deste medicamento é o facto de inibir simultaneamente a lipoxigenase, a hialuronidase e a formação de radicais livres, e não só não é inferior em termos de eficácia aos inibidores da COX-2, como também, em alguns pontos, é muito mais forte e muito mais barato.

Foram efectuados estudos aleatórios, em dupla ocultação e controlados por placebo sobre a sua eficácia em diferentes doenças. Estes efeitos do

Assalix dependem não só da salicina, mas também de outros componentes que têm igualmente a capacidade de inibir a lipoxigenase, a hialuronidase e a formação de radicais livres (o "efeito cumulativo" dos flavonóides, taninos, salicilatos e outros constituintes).
Assalix no sistema de tratamento complexo de pacientes com psoríase tem um efeito anti-inflamatório pronunciado (restauração dos valores fisiológicos da maioria dos parâmetros estudados).
Tendo em conta que, na presença do fenómeno de Kebner, restabelece quase para valores fisiológicos as relações AMPc/GMPc e (em maior medida) pró-inflamatória (LTB4), devemos considerar este método de tratamento patogeneticamente justificado.

943 (FA-247)	Fundamental aspectos	GRP ao abrigo dos PPAE
BSORP não contagioso - psoríase (reflexologia)?		

Em maior medida, as conclusões dos investigadores dos últimos anos são confirmadas por novos dados modernos sobre a existência de sistemas funcionais, bem como pela descoberta de novas funções de sistemas já conhecidos do organismo.
Hipoteticamente, é possível considerar um tal mecanismo de desenvolvimento do fenómeno de Kebner (e talvez da psoríase em geral).
Há dados (obtidos na prática da reflexoterapia e investigados por método científico) de que o diâmetro dos ATP (pontos activos da reflexoterapia) muda consoante o estado da pessoa: durante o sono e em caso de fadiga forte, o seu diâmetro é inferior a 1 mm; quando a pessoa acorda, aumenta até 1 cm;
no estado de tensão emocional e em doenças agudas, a área de ATRs individuais aumenta ainda mais (até mesmo áreas inteiras com condutividade aumentada são formadas).
Na sua essência, os ATR são pequenas áreas que contêm um complexo de microestruturas interligadas (vasos, nervos, células do tecido conjuntivo) que criam uma zona biologicamente ativa que afecta os terminais nervosos e a comunicação entre estes locais periféricos e os órgãos internos. Ao influenciar o ATP, activamos as vias sensoriais profundas. Isto resulta nas chamadas sensações "previsíveis" que podem depender da estimulação de

5 tipos de receptores:

1) na zona muscular (os receptores são células musculares);

2) na zona de transição músculo-tendão (receptores - formações nervosas dos tendões);

3) perto do tendão (os receptores são células lamelares);

4) perto da bolsa articular (tipo de receptores não identificado);

5) no couro cabeludo e noutros locais (receptores - terminações nervosas livres).

Recorde-se que os principais conceitos científicos da reflexoterapia também consideravam, em certa medida, a possibilidade de desenvolver uma reação reflexa, em função dos compostos biologicamente activos libertados durante a irritação:

1) Teoria da terapia dos tecidos (ação dos produtos de degradação das proteínas e das necrohormonas que se formam durante os traumatismos);

2) a teoria da normalização do fluxo sanguíneo capilar;

3) Teoria da equalização da histamina;

4) O conceito quimio-humoral-neural (a principal importância é dada às prostaglandinas, que normalizam a microcirculação e o funcionamento da chamada unidade neuromuscular-vascular).

Os cientistas-reflexoterapeutas modernos constatam que os mecanismos de influência da reflexoterapia na sua base são semelhantes aos do reflexo geral.

O principal mecanismo de desencadeamento da reflexoterapia é a irritação das formações receptoras e dos tecidos subordinados. A estimulação do aparelho recetor é o início da formação de uma reação de feedback do sistema analisador, que depende do grau, natureza e duração da estimulação, bem como dos receptores especificamente estimulados.

Outros impulsos nas fibras aferentes são direcionados e dirigidos para as vias principais e associativas da medula espinal.

Consoante as estruturas nervosas periféricas que foram irritadas, forma-se a MODALIDADE DE SENTIMENTOS EXPERIMENTADOS:

1) a sensação de dor local aguda está associada à irritação das fibras A-delta;

2) Uma sensação de dor difusa e baça depende das fibras C (que conduzem lentamente os impulsos nervosos);

3) A sensação de peso é causada pela irritação dos receptores sensíveis à pressão;

4) sensações de pressão - como resultado de alterações na

microcirculação e na permeabilidade da parede vascular, calor - devido ao aumento da microcirculação.
Ou seja, a nível periférico, trata-se de uma irritação dos pontos dérmicos e das formações receptoras correspondentes, de uma forma ou de outra. Neste caso, pode desenvolver-se uma reação local do tipo ACCON-REFLEX, com palidez ou vermelhidão da pele perto do local da irritação, alterações da temperatura local, etc. Neste caso, o microambiente dos receptores (incluindo os músculos lisos, os capilares sanguíneos, as fibras simpáticas eferentes) também é alterado devido às prostaglandinas, a algumas enzimas, etc., que são segregadas pelas células.
O microambiente dos receptores influencia fortemente a sua excitação e até os torna mais sensíveis a outros estímulos (o chamado efeito de "sensibilização").
A um valor de estímulo limiar, o aparelho segmentar da medula espinal, com a inclusão de fibras do sistema nervoso autónomo (reação segmentar), está envolvido na reação inversa.
As formações vegetativas e somáticas estreitamente ligadas ao nível da medula espinal criam pré-requisitos para a passagem de impulsos da secção vegetativa para a secção somática e vice-versa. As conexões intersegmentares diretas entre os segmentos esquerdo e direito de um segmento (conexões associativas) também são importantes. Apesar do facto de os mecanismos segmentares serem importantes, a resposta à estimulação não termina apenas com a reação segmentar - desenvolve-se uma reação geral, que inclui os principais mecanismos neuro-humorais de adaptação e homeostase.

CAPÍTULO 2

O processo inflamatório-reparador - o papel dos bioelementos

Sabe-se também que a irritação das fibras pós-ganglionares do nervo simpático renova as contracções dos músculos estriados transversos fatigados pela irritação do nervo motor. Este efeito é devido à ação direta do sistema nervoso simpático sobre o metabolismo e é independente da influência vascular. Prevê-se que esta função (adaptação-trófica) nas terminações sinápticas dos nervos simpáticos seja realizada não por neurotransmissores, mas por nucleótidos, alguns aminoácidos, prostaglandinas, catecolaminas, serotonina e alguns outros compostos biologicamente activos.

944 (FA-248)	Fundamental aspectos	GRP ao abrigo dos PPAE
Papel dos bioelementos (informações gerais - terminologia, classificações)?		

Uma das direcções promissoras da investigação científica nos próximos anos será o estudo do papel de um determinado elemento químico tanto para a existência fisiológica de um determinado sistema molecular como para o seu "trabalho" em condições patológicas, incluindo o processo inflamatório-reparador.

O problema da importância dos elementos químicos ("linguagem química") para a atividade vital dos organismos vivos tem sido considerado em diferentes anos, tanto do ponto de vista da ciência como da importância prática em muitos ramos da atividade humana.

No plano científico e prático, o problema das manifestações clínicas da influência tóxica destes ou de outros microelementos no organismo humano é tratado nas cadeiras de patologia, higiene e ecologia do trabalho e nas bases clínicas correspondentes das instituições médicas de ensino superior (HEMI) e dos institutos de investigação. Chama-se a atenção para o facto de o nível de microelementos que entram no corpo humano poder ser afetado pela poluição atmosférica, do solo e da água, por catástrofes provocadas pelo homem e por outros factores, podendo o grau da sua influência ser muito diferente, mesmo em alterações da função reprodutiva, do controlo genético e outras.

Estas questões também são abordadas de forma exaustiva na medicina dentária.

Nos últimos anos, foi criada uma direção científica e prática distinta - a medicina bioelementar. Nesta direção, os métodos e conceitos de ciências fundamentais como a física, a química e a biologia constituem a base, e o objeto de estudo são os oligoelementos.

Tendo em conta o facto de existirem muitos pontos de vista relativamente à classificação dos micronutrientes (eram considerados como micro, ultramicro, macronutrientes, etc.), considera-se mais adequado utilizar um único termo - bioelementos. Neste contexto, foi proposto o termo "bioelementosis", que é utilizado em casos de deficiência ou excesso de um microelemento no organismo com o desenvolvimento de perturbações funcionais e/ou orgânicas. O termo "bioelementosis" é entendido como um nome geral de um grupo de doenças (síndromes), na patogénese das quais o papel principal é desempenhado por certas violações da composição de microelementos do organismo. O termo

O "metabolismo dos bioelementos" como indicador essencial do estado da homeostase dos metalo-ligandos.

CONCEITOS BÁSICOS E CLASSIFICAÇÕES. Atualmente, não existe uma classificação universalmente aceite dos oligoelementos e o próprio termo "oligoelementos" deve ser tratado de forma diferenciada.

Assim, de acordo com uma classificação (1ª), o elemento químico do corpo humano divide-se em:

11 - macronutrientes

17 - micronutrientes e

22 - ultramicroelemento

dependendo da sua concentração (respetivamente - mais de 0,01 %, de 0,00001 % a 0,01 % e até 0,00001 %).

Dos 11 oligoelementos, 6 são chamados "organogénicos" (devido ao seu papel preponderante na formação da estrutura dos tecidos e dos órgãos).

Sabe-se que a parte de apenas 4 ELEMENTOS-ORGANOGÉNEOS (oxigénio, carbono, hidrogénio, azoto) representa 96 % do peso do corpo humano (oxigénio - 65 %, azoto - 3 %, hidrogénio - 10 %, carbono - 18 %),

Considerando que para os MACROELEMENTOS - 4 %: cálcio - 1,7 %, sódio - 0,2 %, cloro - 0,2 %, enxofre - 0,3 %, fósforo - 1,25 %, magnésio - 0,05 %, potássio - 0,25 %.

e nos MICROELEMENTOS - apenas 0,05 %: flúor - 0,02 %, ferro - 0,006 %, zinco - 0,0033 %; cobre, iodo, manganês, cobalto, molibdénio, selénio

- 0,0005 %).

A 2ª classificação dos elementos divide-os em "estruturais", "essenciais" (vitais), condicionalmente essenciais, tóxicos, potencialmente tóxicos.

A 3ª classificação divide os elementos em 3 grupos: os localizados no tecido ósseo, no sistema reticuloendotelial e os elementos que não têm especificidade tecidular.

A 4ª classificação divide os elementos em: vitais, provavelmente necessários e elementos com um papel mal compreendido.

Na 5ª classificação (moderna), os elementos químicos são designados pelo novo termo "ATOMOVITES" e estão divididos da seguinte forma:

1) em termos de conteúdo quantitativo no corpo humano:

1.1) estável;

1.2) permanente;

1.3) temporário;

2) sobre as propriedades fisiológicas atómicas:

2.1) Estruturais;

2.2) biocatalítico;

2.3) endócrino;

2.4) hematoatomitos;

3) sobre valores "vitais" para o corpo humano:

3.1) insubstituível;

3.2) intercambiáveis;

3.3) pouco estudado;

4) pela intensidade da absorção no trato gastrointestinal.

Como em qualquer outra especialidade, o grande número de classificações mostra que elas são imperfeitas.

Primeiro as coisas mais importantes:

no organismo e oligoelementos realmente estruturais são simultaneamente essenciais, essenciais - podem tornar-se tóxicos, tóxicos - em baixas concentrações podem ser úteis;

em segundo lugar:

Os termos "novos" nem sempre são viáveis, e o "velho" termo "bioelemento" continua a ser o mais correto, pois preenche 3 requisitos básicos:

1) baixa toxicidade,

2) elevada digestibilidade,

3) a forma de estar no organismo é semelhante à natural (glicinatos, fosfatos, citratos, etc.);

terceiro:
um elemento que está no corpo em algum composto nem sempre é um bioelemento, por exemplo:
1) O selénio sob a forma de selenito de sódio não é um bioelemento, mas a selenocisteína ou a selenometionina são bioelementos;
2) O zinco sob a forma de sulfato não é um bioelemento, mas o glicinato de zinco é um bioelemento;
quatro:
Prevê-se que um ião livre (catião, anião) seja uma forma de transição entre um elemento químico e um bioelemento, por exemplo:
1) bioelemento - um metal no complexo metal-ligando (metal-aminoácido: zinco-aspartato-glicinato);
2) ácido metal-orgânico (citrato de potássio, lactato de cálcio);
3) Os bioelementos são o hidrogénio e o oxigénio, que fazem parte das moléculas de água, o azoto, que faz parte do amoníaco, etc.
Continua a ser mais conveniente utilizar o termo bioelementos e dividi-los em:
ORGANOGÉNEOS,
MACRO-,
MICRO- e
E ULTRAMICROELEMENTOS:
- com os macronutrientes estão mais relacionados com as ideias de funções estruturais;
- com oligoelementos - a atividade bioquímica e fisiológica é incomparável com o seu pequeno conteúdo no corpo humano;
- com ultramicroelementos - toxicidade e estudo insuficiente do seu papel no organismo.

945 (FA-249)	Fundamental aspectos	GRP ao abrigo dos PPAE
Papel dos bioelementos (sinergismo)?		

SINERGISMO. Os elementos sinérgicos são os elementos que:
1) favorecem mutuamente a adsorção no trato gastrointestinal;
2) ajudam-se mutuamente em alguma função ao nível dos tecidos e das células.

As sinergias podem ser diretas ou indirectas.

Sinergismo direto:

através de processos de fosforilação na parede intestinal ou influenciando a atividade das enzimas digestivas.

Sinergismo indireto:

estimulando a multiplicação e a atividade da microflora no trato gastrointestinal.

O sinergismo pode ocorrer ao nível do metabolismo tecidular e celular:

1) interação estrutural

1.1) O Ca+P está na formação óssea;

1.2) Fe+Cu - na síntese da hemoglobina;

1.3) Mg+Zn - na conformação das moléculas de ARN no fígado;

2) sinergismo na formação do centro ativo da enzima (ferro+cobre - como parte da citocromo oxidase);

3) sinergia na ativação dos sistemas enzimáticos e reforço dos processos de síntese de substâncias, atividade da função dos órgãos endócrinos;

4) sinergismo, mediando os efeitos das hormonas nos processos metabólicos.

946a (FA-250a)	Fundamental aspectos	GRP ao abrigo dos PPAE
Papel dos bioelementos (antagonismo)?		

ANTAGONISMO. Os antagonistas são elementos que:

$^{2+}$1) inibem a adsorção uns dos outros no trato gastrointestinal (magnésio e fósforo, zinco e cobre; o efeito da inibição da adsorção de alguns elementos por outros no trato gastrointestinal deve-se à competição por iões de transporte de substâncias na parede intestinal - por exemplo, Co , Fe^{2+});

2) exercer um efeito oposto numa função bioquímica do organismo.

O antagonismo pode ser recíproco ou unilateral (o cálcio inibe a absorção do zinco e do magnésio, mas não há retroação).

Estes mecanismos de antagonismo foram identificados:

1) competição dos iões pelos centros activos nos sistemas enzimáticos (magnésio e manganês divalentes nos complexos metal-enzima da fosfatase alcalina);

2) concorrência na ligação a uma substância transferrina no sangue (o ferro

divalente e o zinco são concorrentes na ligação à transferrina plasmática).

946b (FA-2506)	Fundamental aspectos	GRP ao abrigo dos PPAE
O papel dos bioelementos (dinâmica do organismo)?		

Os micronutrientes entram no corpo através dos alimentos, do ar e da água e, no corpo, são: assimilados; distribuídos pelos tecidos; funcionam ativamente (como materiais de construção, como reguladores dos processos bioquímicos); são excretados do corpo.

947 (FA-251)	Fundamental aspectos	GRP ao abrigo dos PPAE
Papel dos bioelementos (importância da concentração)?		

A dose (concentração) afecta as acções fisiológicas ou tóxicas de um elemento.
Exemplos:
1) sódio, potássio, cálcio, ferro, magnésio - em concentrações elevadas podem ser tóxicos;
2) Os elementos tóxicos como o arsénio, o mercúrio, etc., em concentrações baixas, podem ser utilizados como medicamentos.
Por isso, existe um conceito de "intervalo de concentração ótimo", ou seja, são necessários para as funções vitais e, em caso de deficiência ou excesso, provocam alterações graves.

948 (FA-252)	Fundamental aspectos	GRP ao abrigo dos PPAE
Papel dos bioelementos (homeostase dos ligandos metálicos)?		

Os elementos no corpo estão predominantemente sob a forma de compostos de COORDENAÇÃO, e a sua formação ou decomposição excessiva leva à perturbação da homeostase dos ligandos metálicos e, posteriormente, à patologia.

949 (FA-253)	Fundamental aspectos	GRP ao abrigo dos PPAE
Papel dos bioelementos (complexos de ligandos metálicos)?		

Mais de 50% dos medicamentos são potenciais agentes complexantes (ligandos ou metais e seus compostos).

Os complexos metal-fármaco podem ser formados como resultado da ingestão de medicamentos "ligandos potenciais" (os chamados complexos endógenos: devido à formação de metais que fazem parte de metaloenzimas).

Os compostos de coordenação de elementos são biologicamente estáveis, terapeuticamente eficazes e seguros.

Dado que os elementos, os metais e os ligandos (por exemplo, os ácidos ascórbico e linoico) podem atuar tanto como activadores como inibidores de enzimas, foi possível criar medicamentos que combinam elementos químicos com substâncias orgânicas (ligandos).

Para além do seu valor terapêutico, os complexos de ligandos metálicos são componentes importantes de vários regimes alimentares.

950 (FA-254)	Fundamental aspectos	GRP ao abrigo dos PPAE
O papel dos bioelementos (a importância da investigação sobre os bioelementos)?		

A determinação do teor de bioelementos em diferentes substratos do organismo tem um valor informativo importante para a elucidação de vários aspectos da patogénese de muitas doenças.

É necessário comparar os dados laboratoriais e clínicos e combiná-los em síndromas definidos.

Este facto pode ter uma importância prática significativa para o diagnóstico não só de doenças SORP, mas também para a avaliação do estado clínico de doentes com lesões noutros sistemas e órgãos humanos.

951 (FA-255)	Fundamental aspectos	GRP ao abrigo dos PPAE
Papel dos bioelementos (respostas aos danos)?		

Apesar das numerosas variedades de elementos celulares SORP, existem mecanismos específicos e universais da sua resposta a lesões.

952 (FA-256)	Fundamental aspectos	GRP ao abrigo dos PPAE
Papel dos bioelementos (reacções universais)?		

A base de um dos mecanismos de reação universais das células SORP é a estrutura fundamentalmente idêntica das suas membranas. Como resultado de danos, é desencadeada a chamada "cascata araquidónica", quando, sob a ação de ciclo-oxigenases, lipoxigenases e epoxigenases, o ácido araquidónico (nome bioquímico - ácido eicosatetraenóico de "eicose" - 20) é decomposto para formar os chamados eicosanóides (prostaglandinas, leucotrienos).

O mecanismo de reação das "células de defesa" aos danos, fundamentalmente idêntico, é também universal: em primeiro lugar, as células endoteliais das vénulas pós-capilares (tratadas com citocinas) contraem-se, o que permite que os elementos celulares necessários à sua eliminação e à reparação dos danos cheguem ao foco do dano. $^{2+}$Os sistemas internos universais de transferência de informação também "funcionam" nas células: AMPc/GMPc, Ca, etc. actuam como mediadores secundários (não secundários!).

953 (FA-257)	Aspectos fundamentais	GRP ao abrigo dos PPAE
Papel dos bioelementos (princípios da cronização BSOPP)?		

Uma das razões para a cronificação do curso de muitos BSORP pode ser o "erro de programação" da "sequência" normal e da "dose" normal de inclusão nos processos bioquímicos, mesmo um (mas provavelmente vários) componentes moleculares dos sistemas "autocoides".

Os micronutrientes podem desempenhar um papel importante tanto na fisiologia como na patologia das SORP (fazem parte dos sistemas moleculares de perceção e processamento da informação, participam nas reacções em cascata dos mediadores inflamatórios), o seu papel especial é a sua participação nos processos de defesa antioxidante.

954 (FA-258)	Fundamental aspectos	GRP ao abrigo dos PPAE
O papel dos bioelementos (oxidantes)?		

Nos últimos anos, a patogénese da SRA tem sido atribuída à importância dos OXIDANTES (radicais livres), que são moléculas ou as suas partes que têm um eletrão desemparelhado na orbital molecular (atómica) (i.e., valência livre).

São mais frequentemente formados durante reacções oxidativas de várias etapas (como produtos intermédios), bem como durante reacções que envolvem alterações na valência de elementos (NADPH, Fe na hemoglobina).

$_{2}$ $_{22}$Os oxidantes (radicais livres) incluem NO (hidróxido), RO (radicais peróxidos), ***O2*** (radical superóxido), OH (radical hidroxilo), \O (oxigénio singlete). O peróxido de hidrogénio, embora não seja um radical livre, está ativamente envolvido na formação de OH.

955 (FA-259)	Fundamental aspectos	GRP ao abrigo dos PPAE
Papel dos bioelementos (oxidação por radicais livres)?		

A OXIDAÇÃO DOS RADICAIS LIVRES é um processo fisiológico universal, mas a acumulação excessiva ou a hiperatividade dos radicais livres conduz a efeitos patológicos. São conhecidos pelo menos 9 EFEITOS FISIOLÓGICOS dos radicais livres:

1) participação na oxidação e redução de coenzimas;

2) participação no transporte de oxigénio;
3) participação nos processos de respiração dos tecidos;
4) participação nos processos do metabolismo energético;
5) $_1$Participação na biossíntese de progesterona, prostaglandina E , corticosteróides;
6) participação na construção e auto-reparação das estruturas das membranas lipídicas;
7) Aceleração do transporte transmembranar de glucose;
8) desintoxicação de xenobióticos (substâncias estranhas);
9) destruição (fagocitose) de bactérias e vírus.

Estima-se que:

a) $_2^*$1-3% do oxigénio inalado é utilizado para formar super-oxidantes e, neste caso, cada célula do corpo produz diariamente 10 mil milhões de partículas de super-oxidantes (O);

б) Ao longo de um ano, o corpo humano produz MAIS de 2 KG de superóxido (o2);

в) O ADN de cada célula sucumbe a 100.000. Choques Oxidantes por dia e MAIS de 20 de dano.

Os sistemas de reparação normalmente reparam apenas 99% dos danos, enquanto 1% dos danos é preservado, e esse ADN entra em reacções em cadeia ramificada de radicais livres.

956 (FA-260)	Fundamental aspectos	GRP ao abrigo dos PPAE
Papel dos bioelementos (causas da formação de oxidantes)?		

Existem pelo menos 6 causas INTERNAS e 9 EXTERNAS para o excesso de radicais livres (oxidantes).

Entre as causas internas (devido à transição da oxidação biológica para uma via não enzimática), podemos mencionar as seguintes:

hipovitaminose
hipóxia
intoxicação endógena
ação bacteriana e viral
stress psico-emocional
esforço físico frequente

Entre as causas externas (ingestão de oxidantes do ambiente), contam-se as seguintes:
perturbação da camada de ozono atmosférico;
os efeitos das radiações ionizantes penetrantes;
radionuclídeos;
resíduos industriais;
toxinas de origem não industrial;
produtos de qualidade inferior;
fumo do tabaco;
abuso de álcool;
Tratamento a longo prazo (com medicamentos quimiopreventivos, antibióticos, corticosteróides, AINE, analgésicos, contraceptivos e outros medicamentos).

957 (FA-261)	Fundamental aspectos	GRP ao abrigo dos PPAE
Papel dos bioelementos (efeitos patológicos dos radicais livres)?		

São conhecidos pelo menos 7 EFEITOS PATOLÓGICOS da acumulação excessiva (sobre-atividade) de radicais livres:

1) danos nas estruturas enzimáticas vitais das células com perda da sua atividade biológica:

1.1) succinato desidrogenase;

1.2) xantina oxidase (a própria xantina oxigenase danificada torna-se uma fonte ativa de superóxido);

1.3) glutatião;

1.4) citocromo oxidase;

1.5) ácido lipóico;

1.6) coenzima A;

2) início da peroxidação dos ácidos gordos polinsaturados;

3) danos no componente lipídico das membranas biológicas;

4) efeito direto nas estruturas intracelulares (supressão da imunidade celular, mutações, tumores);

5) supressão da imunidade humoral;

6) danos nas estruturas do tecido conjuntivo;

7) Iniciação auto-acelerada da formação de radicais livres mais fortes.

958 (FA-262)	Fundamental aspectos	GRP ao abrigo dos PPAE
O papel dos bioelementos (antioxidantes)?		

No corpo humano existem substâncias ESPECIAIS - ANTIOXIDANTES (antioxidantes), que são capazes de inibir ou eliminar a oxidação por radicais livres de substâncias orgânicas.

A maior parte deles tem um átomo de hidrogénio móvel (AO-C- H). Isto permite substituir o oxigénio no radical livre ativo e formar um radical pouco ativo (forma radicalar do antioxidante).

959 (FA-263)	Fundamental aspectos	GRP ao abrigo dos PPAE
Papel dos bioelementos (componentes da AOH)?		

PRINCIPAIS COMPONENTES DO SISTEMA

A PROTECÇÃO ANTIOXIDANTE (PAO) do organismo é:

1) antioxidantes biológicos (VITAMINAS e outras substâncias com propriedades antioxidantes);

2) sistemas antioxidantes FERMENT, cuja atividade depende, na sua maioria, da posição no grupo ativo do FERMENT:

- Zn,
- C,
- Se
- e outros micronutrientes.

Assim, os micronutrientes desempenham um papel importante no sistema de defesa antioxidante do organismo.

960 (FA-264)	Fundamental aspectos	GRP ao abrigo dos PPAE
Papel dos bioelementos (enzimas antioxidantes "oligoelementos")?		

Assim, são conhecidos pelo menos 7 FERMENTOS ANTIOXIDANTES "MICROELEMENTOSAVISÍVEIS" (2 de ferro, 2 de cobre e 1 de zinco, magnésio e selénio):

1) Superóxido dismutase intracelular **dependente de Cu**;
2) Superóxido dismutase intracelular **dependente de Zn**;
3) Superóxido dismutase mitocondrial **dependente de Mn**;
4) Catalase **dependente de Fe**;
5) Peroxidase **dependente de Fe**;
6) Ceruloplasmina **dependente de Cu**;
7) Glutatião peroxidase **dependente de Se.**

Dos micronutrientes acima referidos que contribuem para a síntese de enzimas antioxidantes, o selénio e o zinco foram os que receberam mais atenção nos últimos anos.

961 (FA-265)	Fundamental aspectos	GRP ao abrigo dos PPAE
O papel dos bioelementos (investigação obrigatória sobre bioelementos)?		

Determinação dos níveis de micronutrientes nas doenças crónicas

O BSORP é obrigatório.

Isto diz respeito, em primeiro lugar, às doenças cuja patogénese é influenciada por vários factores externos e pela patologia concomitante:

1) doenças dos órgãos digestivos e circulatórios, etc;
2) distúrbios nutricionais (predominância de hidratos de carbono e deficiência de proteínas na dieta, presença de nitritos, nitratos, dieta energética-calórica excessiva, consumo de alimentos saturados com substâncias extractivas (ricos em colesterol);
3) infeção focal ;
4) hipóxia ;
5) medicação a longo prazo;
6) stress crónico (sobrecarga psico-emocional, trabalho em condições climáticas extremas ou desfavoráveis);
7) radiações ionizantes, irradiação infravermelha ou ultravioleta excessiva, situação industrial e ambiental desfavorável;
8) tabagismo, abuso de álcool.

962 (FA-266)	Fundamental aspectos	GRP ao abrigo dos PPAE
Papel dos bioelementos (estudos obrigatórios sobre bioelementos - ao abrigo de que BSOPPs)?		

As perturbações da composição bioelementar do organismo, que afectam as enzimas antioxidantes, são observadas em praticamente todas as pessoas doentes com doenças que afectam o SORP: psoríase, pioderma, candidíase, alergias, líquen plano escamoso vermelho, doenças fúngicas e virais; doenças pré-tumorais e tumorais do SORP, etc.

O que precede dita a necessidade de novas investigações sobre os bioelementos na prática dentária.

Os dados obtidos podem testemunhar com confiança a natureza sindrómica das lesões na SRA.

963 (FA-267)	Fundamental aspectos	GRP ao abrigo dos PPAE
O papel dos bioelementos (SORP e bioelementos - informações gerais)?		

A SORP não é apenas um poderoso campo recetor, desempenha uma série de funções imunitárias e endócrinas, mas também participa no metabolismo dos bioelementos.

Insuficiência proteico-energética , défice

Os micronutrientes (zinco, cobre, ferro), as vitaminas (retinol, ácido ascórbico, alfa-tocoferol, ácido fólico), bem como as radiações ionizantes e a regulação neuro-humoral deficiente estão entre as causas importantes da imunodeficiência secundária.

964 (FA-268)	Fundamental aspectos	GRP ao abrigo dos PPAE
Papel dos bioelementos (inespecificidade das alterações dos bioelementos)?		

Estudos por meio de espetrometria de emissão atómica e de adsorção do teor de oligoelementos numa série de BSOPPs mostraram que os sintomas de diferentes BSOPPs têm um significado não específico (são detectadas alterações idênticas em diferentes BSOPPs).
Assim, na presença de:
1) pioderma é notado :
J Défice:
- croma
- selena
- zinco
- manganês
- silício
- potássio
- sódio
- enxofre ***J*** excesso:
- cobre
- iodo;

2) inflamação, irritação e secura da SORP, respetivamente: deficiência ***de J***:
- zinco
- selena
- silício
- enxofre
- cálcio
- potássio

J excedente:
- arsénico
- croma
- níquel
- cobalto
- cobre
- cádmio;

3) distúrbios de pigmentação de certas zonas da SORP, respetivamente:
J Défice:
- cobre
- manganês
- selena
- silício

- potássio
- sódio
- excesso de zinco *J*:
- arsénico
- cobre
- chumbo
- cádmio;

4) manifestações alérgicas, respetivamente:

J Défice:

- selena
- zinco
- cálcio
- silício
- manganês

J excedente:

- - croma
- níquel
- cobalto
- arsénico
- cádmio
- chumbo
- iodo.

Tendo em conta que a correção de tais perturbações sem um exame bioelementar prévio é ineficaz, e que atualmente ainda existem dificuldades no diagnóstico bioelementar, recomenda-se que os pacientes sejam alimentados tendo em conta a avaliação bioelementar de determinados produtos.

965 (FA-269)	Fundamental aspectos	GRP ao abrigo dos PPAE
Papel dos bioelementos (O papel da avaliação bioelementar dos alimentos)?		

1. [137]Verificou-se que o bloqueador mais eficaz da absorção de césio é a ferrocina (ferro potássico hexacianoferrato). Sabe-se também que se encontra uma quantidade suficiente de ferro e potássio nas maçãs, nas leguminosas, na levedura de cerveja e no milho. A este respeito, recomenda-se que os doentes incluam

estes alimentos na sua dieta, especialmente porque a sua utilização é também patogeneticamente justificada nas lesões SORP acima mencionadas.

2. Devido ao facto de o cálcio ser um análogo do estrôncio, para reduzir os efeitos patológicos do estrôncio e do césio utilizam-se normalmente bloqueadores e/ou descorporantes adequados. Ao mesmo tempo, com este tratamento existe o risco de perturbação do metabolismo do cálcio análogo do estrôncio. Para evitar um desequilíbrio de cálcio no organismo, recomenda-se aos doentes a ingestão de alimentos que contenham cálcio em maior quantidade (vegetais de folha, salsa, espinafres, milho painço, cereais de aveia e de pérola, leite, queijo).

3. [13785]Os efeitos radioprotectores e terapêuticos gerais dos produtos de algas marinhas são conhecidos - a sua inclusão na dieta reduz a acumulação de césio e estrôncio e, nas crianças que vivem em áreas contaminadas, contribuem para uma excreção mais intensa de radionuclídeos. Por isso, estes produtos são também recomendados a doentes adequados, pois contêm simultaneamente cálcio, ferro, cobre, magnésio, manganês, selénio, silício e iodo. A importância destes elementos nas alterações da SORP já foi descrita anteriormente e, na presença de distúrbios da função tiroideia na maioria dos doentes desta categoria, justifica ainda mais a inclusão de alimentos adequados na dieta.

4. A profilaxia alimentar dos efeitos a longo prazo da radiação deve basear-se na redução da peroxidação lipídica. Estes processos estão na base dos mecanismos fisiopatológicos da ação das radiações e necessitam de uma correção nutricional adequada. Foi estabelecido que o selénio é um antioxidante natural e que o ferro, o zinco e o cobalto são importantes estimuladores da hematopoiese.

5. O selénio encontra-se em alguns dos alimentos acima referidos (espinafres, legumes, queijo, algas marinhas), bem como na carne, nozes e azeite, o que exige recomendações dietéticas adequadas.

6. O zinco e o cobalto estão contidos no trigo mourisco, nos grumos de painço, no arroz e recomenda-se também que os doentes incluam os produtos correspondentes na sua dieta.

966 (FA-270)	Fundamental aspectos	GRP ao abrigo dos PPAE

O papel dos bioelementos (síndromes bioelementares)?

O estudo da composição bioelementar de doentes com BSOPP crónica permitiu revelar uma série de alterações inespecíficas, que, no entanto, indicam uma certa "síndrome bioelementar" de alguns deles.

A determinação do teor de oligoelementos em indivíduos que vivem em zonas de risco ambiental indica a possibilidade de utilizar o método de espetrometria de emissão atómica e de adsorção para determinar perturbações da chamada homeostase "metal-ligante".

Os dados relativos a estas anomalias podem, em certa medida, ser utilizados como marcadores para um exame mais aprofundado dos doentes, a fim de identificar processos neoplásicos, pré-cancerosos ou paraneoplásicos nos mesmos.

967 (FA-271)	Fundamental aspectos	GRP ao abrigo dos PPAE
Papel dos bioelementos (bioelementosis na pré-cancrose e no cancro)?		

A evolução atípica (as chamadas "precancroses", "processos paraneoplásicos") também se encontra entre as potencialmente perigosas em termos de cancro. Foram obtidos dados que nos permitem sugerir que a propensão para processos neoplásicos é observada em :

défices:

- zinco
- ferro
- cobalto
- manganês
- selena

e excesso:

- arsénico

- níquel
- croma
- berílio
- cobre

- chumbo
- cádmio
- vanádio
- de mercúrio,
- cobalto.

No que diz respeito ao cálcio, está provado que qualquer anomalia no seu conteúdo no organismo pode contribuir para uma propensão para o cancro. Estes dados requerem uma análise mais cuidada à luz de circunstâncias tão importantes:

1) o cobre, apesar de o seu excesso ser determinado em doentes com "oncoprofile", continua a ser utilizado (juntamente com o selénio e o zinco) como imunoterapia com micronutrientes, como técnica adicional à quimioterapia para doentes com várias formas de cancro;

2) Entre as numerosas funções do cálcio, destaca-se também o seu importante papel de "segundo mediador universal" para a transmissão da maioria dos sinais de informação na célula (mesmo outros sistemas de segundos mediadores, como o AMPc, o GMPc, etc., dependem do seu funcionamento);

3) O zinco em geral é um elemento que precisa de ser estudado extensivamente, dado que, de acordo com vários dados, é um componente de mais de 200 enzimas ou mais de 300 proteínas que contêm zinco; tendo em conta a sua influência nos processos de transcrição, pode considerar-se a sua intervenção nos processos reguladores envolvidos na doença tumoral (semelhante às citocinas).

968 (FA-272)	Fundamental aspectos	GRP ao abrigo dos PPAE
Papel dos bioelementos (BSORPs eczematosos - relevância)?		

Apesar de muitos anos de investigação sobre a patogénese do eczema, e mesmo da utilização das mais recentes tecnologias da medicina moderna, existem ainda muitas questões em aberto que necessitam de um estudo mais pormenorizado e aprofundado. A melhoria e o desenvolvimento de métodos novos e mais eficazes de tratamento desta doença também continuam a ser relevantes. Verifica-se um aumento da frequência da sensibilização do organismo a uma grande variedade de produtos alimentares, juntamente com a expansão do arsenal dos chamados "alimentos alergénicos" (que é predeterminado principalmente por violações das tecnologias de cozedura e pela utilização bastante frequente de ingredientes de qualidade "duvidosa", inclusão de conservantes, corantes e outros compostos químicos, que na maioria das vezes se tornam as causas tanto do aparecimento como da exacerbação da hipersensibilidade existente do organismo). Entre as causas ambientais, destacam-se as consequências do acidente de Chernobyl, as emissões industriais nocivas para a atmosfera, cujo nível tem vindo a aumentar continuamente nos últimos anos.

Apesar da saturação do mercado farmacêutico com um grande número de medicamentos (incluindo - bastante novos), desenvolvimentos de empresas líderes no tratamento do BSOPP eczematoso, e tendo em conta as caraterísticas do eczema acima mencionadas, o problema da etiologia, mecanismos de desenvolvimento, a sua terapia ainda é bastante relevante e necessita de mais investigação.

De acordo com muitos cientistas, deve ser dada especial atenção aos métodos de tratamento não medicamentosos, que incluem a fitoterapia, bem como a utilização de complexos minerais. Ao mesmo tempo, raramente são utilizados métodos de cronoterapia, ou seja, que têm em conta os biorritmos fisiológicos circadianos e sazonais do corpo humano.

É urgente melhorar os métodos de tratamento dos doentes com eczema verdadeiro com base no estudo do papel dos elementos essenciais e dos indicadores da peroxidação lipídica (LPO) e da defesa antioxidante (AOD), determinando o seu papel na patogénese da doença.

969 (FA-273)	Fundamental aspectos	GRP ao abrigo dos PPAE
Papel dos bioelementos (BSORPs eczematosas - papel dos bioelementos essenciais)?		

Em doentes com eczema verdadeiro, foi estudado o urânio de elementos essenciais (Fe - ferro, I - iodo, Si - cobre, Mn - manganês, Zn - zinco, Co - cobalto, Mo - molibdénio, Se - selénio, Cr - crómio, V - vanádio); a sua carência foi revelada em todos os doentes.

970 (FA-274)	Fundamental aspectos	GRP ao abrigo dos PPAE

O papel dos bioelementos (bioelementos e enzimopatias)?

Os biomarcadores (Co, Fe, Cu, Zn) de perturbação da homeostase dos ligandos metálicos (ativação de processos POL e desequilíbrio de AOS) foram determinados com base nas alterações dos bioelementos em doentes com eczema verdadeiro.

Como já foi referido, entre todos os oligoelementos, um grupo especial inclui os chamados essenciais (indispensáveis), cuja ingestão regular é absolutamente necessária para a atividade vital normal do organismo.

Estes incluem: Fe, J, Si, Mn, Mn, Zn, Co, Mo, Se, Cg, V.

Entre as muitas causas que podem provocar uma deficiência de micronutrientes (doenças nutricionais, gastrointestinais, maus hábitos, etc.), um lugar importante pertence ao stress psico-emocional crónico.

A presença de erupções cutâneas na SOPR e na pele, o prurido quase constante, a fraca eficácia do tratamento são factores de stress para os doentes com eczema.

Independentemente do fator etiológico que causa a deficiência crónica de oligoelementos essenciais na patogénese de várias condições patológicas que surgem neste caso, o papel principal pertence às enzimopatias.

Os micronutrientes podem ser incorporados diretamente na estrutura da molécula da enzima (centro catalítico), ou atuar como coenzimas, ser aceitadores ou dadores de electrões.

Cada micronutriente desempenha o seu papel específico nos processos metabólicos.

Uma vez que os micronutrientes não são sintetizados no organismo, o desenrolar normal dos processos bioquímicos depende diretamente de um contributo externo e, se este for insuficiente, devem ser suplementados .

971 (FA-275)	Fundamental aspectos	GRP ao abrigo dos PPAE
Papel dos bioelementos (eficácia da terapia integrada)?		

Terapia complexa patogeneticamente fundamentada de pacientes com eczema verdadeiro com utilização simultânea de agente polimicroelementar (por exemplo, Esmin®) e fitoantioxidante (por exemplo, extrato de heléboro de Baikal, tendo em conta o biorritmo circadiano da "secreção hormonal do córtex suprarrenal").

A eficácia deste método de tratamento foi comprovada (ausência de recaídas ou menor gravidade das suas manifestações; normalização dos índices de bioelementos, POL e enzimas AOS alterados antes do tratamento).

Note-se que, neste método, foram tidos em conta 3 tipos de biorritmos: circadiano ("secreção de hormonas do córtex suprarrenal"); sazonal (cursos profilácticos na primavera e no outono) e, por assim dizer, "farmacocinético" (os constituintes dos medicamentos modernos, como a esmina, são absorvidos numa determinada ordem cronológica ao entrarem no organismo).

Os resultados do efeito clínico tiveram uma dependência correlativa direta da dinâmica dos indicadores do estudo da homeostase dos metaloligandos, das enzimas POL e AOH.

972 (FA-276)	Fundamental aspectos	GRP ao abrigo dos PPAE
Papel dos bioelementos (ação da preparação polimicroelementar - Esmin)?		

ESMIN é uma preparação original de polimicroelementos, que é fabricada na Ucrânia. Composição do medicamento:

- ferro - 3 mg
- zinco - 4 mg
- manganês - 0,8 mg
- cobre - 0,7 mg
- cobalto - 0,07 mg
- crómio - 0,07 mg
- selénio - 0,05 mg
- molibdénio - 0,07 mg
- vanádio - 0,01 mg
- ácido mefenâmico - 85 mg

O ácido mefenâmico é um componente muito importante, porque forma complexos quelatos com oligoelementos, o que garante uma absorção óptima dos componentes do medicamento no trato gastrointestinal. Este ácido tem uma ação independente - como indutor do interferão endógeno. Especialmente importante é o facto de Esmin ser uma preparação puramente "microelementar" (não combinada com vitaminas). Sabe-se que algumas vitaminas e minerais bloqueiam a absorção uns dos outros no trato gastrointestinal (competição por sistemas de transporte comuns). Devido à vasta gama de efeitos biológicos positivos, o campo de aplicação clínica da esmina é extremamente vasto. Deve também considerar-se adequado tomar esmina para fins preventivos (para aumentar a resistência do organismo à influência de factores ambientais desfavoráveis, para reforçar as capacidades de adaptação).

973 (FA-277)	Fundamental aspectos	GRP ao abrigo dos PPAE
Papel dos bioelementos (ação dos fitoantioxidantes)?		

O BAIKAL SHLEMNIK (SB) é uma das preparações utilizadas para o eczema. As propriedades medicinais do SB foram registadas há muitos séculos no Tibete e na China. Os farmacologistas referem-se sobretudo a dados da medicina popular sobre as propriedades sedativas e hipotensoras do SB, bem como à

a sua utilização durante as guerras, devido ao stress frequente que provocava neuroses e hipertensão arterial (o que é especialmente relevante hoje em dia).

As raízes e os rizomas da SWB contêm

flavonóides:

- baicalina
- baicaleína
- vagão
- skutelarein

saponinas

óleos essenciais

alcalóides

amido

taninos

resinas

Os flavonóides são responsáveis por uma vasta gama de propriedades medicinais do abrunheiro:

a baicalina inibe a peroxidação lipídica 375 vezes mais fortemente do que a vitamina E

o flavonoide vagonina apresenta uma ação neuroprotectora e ansiolítica, tendo uma afinidade pronunciada pelos centros activos das benzodiazepinas dos receptores GABAérgicos Esta e outras caraterísticas podem explicar o mecanismo de ação multifacetado dos flavonóides.

CAPÍTULO 3

Processo inflamatório-reparador - em lesões purulentas de SORP e feridas

As propriedades antioxidantes do ShB são tão poderosas que pode ser utilizado com sucesso mesmo no tratamento de doentes com oncopatologia que tenham recebido quimioterapia e radioterapia.

O ShB contém não só flavonóides, mas também saponinas esteroidais (7%), que possuem propriedades adaptogénicas, regulam o metabolismo da água-sal e dos minerais, têm efeito anti-inflamatório, são utilizados na aterosclerose, aumentam a atividade das hormonas, enzimas, devido ao efeito emulsionante, são utilizados como diuréticos, meios laxantes, bem como - como fonte de síntese de corticosteróides. Com um estudo cuidadoso em experiências, foi provada não só a ação anti-inflamatória, mas também anti-alérgica deste medicamento, bem como as suas propriedades antitrombicas e antibacterianas.

974 (FA-278)	Fundamental aspectos	GRP na SORP Pus Infecções e RANACH.
Etiologia?		

Normalmente, a microbiocenose dos tecidos superficiais envolve a colonização por bactérias gram-positivas (Propionibacterium, Corynebacterium, estafilococos epidérmicos, micrococos, estreptococos, bem como fungos leveduriformes e, menos frequentemente, microflora transitória). Com a diminuição da imunidade, o número de bactérias gram-negativas aumenta. Microrganismos como estafilococos, estreptococos, pneumococos, Escherichia coli, Proteus vulgaris, Pseudomonas bacillus, etc. podem ser a causa de lesões purulentas da SORP.

O papel principal na ocorrência de tais processos agudos pertence aos estafilococos e estreptococos, no desenvolvimento de infeção profunda e crónica - mista com a adição de flora gram-negativa.

975 (FA-279)	Fundamental aspectos	GRP na SORP Pus Infecções e RANACH.
Classificação das lesões supurativas da SORP?		

Todas as lesões purulentas da SORP são divididas em primárias (ocorrem na superfície inalterada) e secundárias (desenvolvem-se no contexto de danos na SORP ou como manifestações de um curso complicado de outra patologia).

As lesões estreptocócicas ocorrem geralmente na presença de microtraumas e as lesões estafilocócicas em áreas intactas. A probabilidade de colonização aumenta na presença de doenças alérgicas.

Estes processos também se dividem em simples e complicados (cujo curso se torna mais grave com o envolvimento de outros tecidos no processo patológico e dita a necessidade de intervenção cirúrgica).

Apesar de algumas desvantagens da classificação acima, ela não só é conveniente em termos práticos, como também corresponde efetivamente à realidade.

976 (FA-280)	Fundamental aspectos	GRP na SORP Pus Infecções e RANACH.
Diferenças modernas?		

Nos últimos anos, tem-se verificado um aumento do número de casos de evolução crónica de lesões purulentas de SORP, nos quais se observa um baixo grau de isolamento de agentes patogénicos etiológicos das lesões.

Isto deve-se principalmente à utilização inadequada e descontrolada de antibióticos, que não matam as bactérias, mas promovem a sua transformação em formas L.

Estas formas perdem as suas propriedades típicas, mas mantêm a caraterística principal - a capacidade de causar doenças.

O resultado da transformação bacteriana em formas L é a formação de bacilos portadores e variantes bacterianas com elevada resistência aos medicamentos, bem como formas crónicas e atípicas de doenças.

977 (FA-281)	Fundamental aspectos	GRP na SORP Pus Infecções e RANACH.
Caraterísticas da morfologia dos agentes patogénicos?		

Uma caraterística distintiva dos principais agentes causadores de processos inflamatórios purulentos em seres humanos (cocos gram-positivos: estafilococos e estreptococos) é a ausência da capacidade de formação de esporos, forma esférica, coloração de Gram positiva.

978 (FA-282)	Fundamental aspectos	GRP em SORP e lesões de pus de feridas
Staphylococcus aureus - pormenores?		

O Staphylococcus aureus está em todo o lado menos na pele. colonizar as superfícies das membranas mucosas.

Desde a sua deteção em lesões purulentas humanas, foi notada a sua propriedade de formar cachos que se assemelham a cachos de uvas, o que se tornou a base do seu nome. Formam colónias arredondadas de cor creme, amarela ou laranja quando cultivadas em condições aeróbicas. São estes pigmentos lipocrómicos que protegem os estafilococos da ação dos radicais tóxicos de oxigénio.

979 (FA-283)	Fundamental aspectos	GRP na SORP Pus Infecções e RANACH.
Estafilococos - o que é que eles causam?		

Alguns estafilococos são representantes da microflora normal da pele e das membranas mucosas dos seres humanos, outros são causam processos purulentos, abcessos, várias infecções biogénicas e até septicemia fatal. A enterotoxina produzida por alguns estafilococos causa intoxicação alimentar.

980 (FA-284)	Fundamental aspectos	GRP na SORP Pus Infecções e RANACH.
Os estafilococos são substâncias antigénicas?		

O Staphylococcus aureus tem mais de 50 substâncias antigénicas, muitas das quais são alergénios. Os antigénios específicos da espécie são os ácidos teicóicos e a proteína A para Staphylococcus aureus.

981 (FA-285)	Fundamental aspectos	GRP em SORP e lesões de pus de feridas
Grupos de Staphylococcus aureus?		

Dependendo da presença de coagulase, os estafilococos dividem-se em 2 grupos, entre os quais as doenças humanas são causadas tanto por espécies coagulase-positivas como por espécies coagulase-negativas, ou seja, os estafilococos patogénicos causam hemólise dos eritrócitos e coagulação do plasma.

982 (FA-286)	Fundamental aspectos	GRP em lesões SORP Pus, e RANACH.
Estreptococos - pormenores?		

Desde o isolamento dos estreptococos no centeio, nas infecções de feridas e na septicemia, verificou-se que estes agentes patogénicos parasitam as superfícies (incluindo as SORP) e que, nos esfregaços, se dispõem aos pares ou em cadeias curtas, de onde deriva o seu nome.
Em 1884, Rosenbach introduziu o nome S. p yogenes.

983 (FA-287)	Fundamental aspectos	GRP em SORP e lesões de pus de feridas

Estreptococos - atividade?

As caraterísticas dos estreptococos não são apenas a ausência de atividade catalase, mas também a capacidade de lise dos eritrócitos. Em função da sua atividade hemolítica, dividem-se em espécies alfa-hemolíticas (hemólise parcial), beta-hemolíticas (hemólise completa) e gama-hemolíticas (sem hemólise); os estreptococos beta-hemolíticos são os principais agentes causadores de doenças humanas.

984 (FA-288)	Fundamental aspectos	GRP em SORP e lesões de pus de feridas
Os agentes causadores das lesões supurativas - propriedades patogénicas?		

As propriedades patogénicas de uma determinada estirpe de agentes patogénicos purulentos são determinadas pela soma de factores extracelulares, toxinas e pela invasividade de uma determinada estirpe e variam consideravelmente. As adesinas são proteínas de superfície que interagem com proteoglicanos do tecido conjuntivo e proteínas do marix extracelular.

985 (FA-289)	Fundamental aspectos	GRP em lesões SORP Pus e RANACH.
Os agentes causadores de lesões purulentas - factores de patogenicidade (microcápsula)?		

Os factores de patogenicidade dos agentes patogénicos acima referidos são as microcápsulas, os componentes da parede celular, as enzimas e as substâncias tóxicas.

No que diz respeito à microcápsula, é de notar que:

protege o agente patogénico da absorção mediada pelo complemento pelos neutrófilos

favorece a adesão do agente patogénico

ajuda-o a espalhar-se pelos tecidos

986 (FA-290)	Fundamental aspectos	GRP em SORP e lesões de pus de feridas
Os agentes causadores de lesões purulentas - factores de patogenicidade (componentes da parede celular)?		

Componentes da parede celular como factores de patogenicidade:
estimulam o desenvolvimento de reacções inflamatórias (aumentam a síntese de interleucina-1 pelos macrófagos)
ativar o sistema do complemento
são potentes quimioatractores para os neutrófilos.

987 (FA-291)	Fundamental aspectos	GRP na SORP Pus Infecções e RANACH.
Serão os factores de patogenicidade (ácidos teicóicos) os agentes causadores das lesões purulentas?		

Ácidos teicóicos como factores de patogenicidade:
iniciar uma via alternativa da cascata complementar
ativar os sistemas de coagulação e de calicreína-cinina
facilitar a adesão às superfícies epiteliais
pode inibir a atividade de absorção dos fagócitos

988 (FA-292)	Fundamental aspectos	GRP em SORP e lesões de pus de feridas
Os agentes causadores das lesões purulentas - factores de patogenicidade (proteína A)?		

A proteína A como fator de patogenicidade:
liga-se inespecificamente ao fragmento Fc da IgG (que ativa os componentes do complemento através das vias alternativa e clássica)
aumenta a atividade das células assassinas naturais
apresenta propriedades superatigénicas que, juntamente com a ativação do

complemento, conduzem a diversas reacções locais e sistémicas (supressão da atividade dos fagócitos, etc.).

989 (FA-293)	Fundamental aspectos	GRP na SORP Pus Infecções e RANACH.
Serão os factores de patogenicidade (ativação do complemento) os agentes causadores das lesões purulentas?		

A ativação do complemento conduz a uma variedade de reacções locais e sistémicas:
anafilaxia
Fenómeno Arthus
inibição da atividade dos fagócitos, etc.

990 (FA-294)	Fundamental aspectos	GRP em SORP e lesões de pus de feridas
Os factores de patogenicidade (enzimas) são os agentes causadores das lesões purulentas?		

As enzimas exercem uma variedade de influências:

- a catalase protege as bactérias da ação dos mecanismos microbocidas de fagocitose dependentes do oxigénio
- A beta-lactamase decompõe as moléculas de antibióticos beta-lactâmicos
- as lipases facilitam a adesão e a penetração nos tecidos
- A coagulase existe em 3 formas antigénicas:

o provoca a coagulação do soro

o não interage diretamente com o fibrinogénio, mas forma uma substância semelhante à trombina, que possivelmente também interage com a protrombina

991 (FA-295)	Fundamental aspectos	GRP em lesões SORP Pus e RANACH.
Os factores de patogenicidade (hemolisinas) são agentes causadores de lesões purulentas?		

Existem 4 tipos antigénicos de hemolisinas que são capazes de causar hemólise completa:

- alfa-hemolisina (alfa-toxina) inativa em contra eritrócitos humanos, mas quando administrado a animais provoca reacções necróticas e a sua morte
- beta-hemolisina (esfingomielinase) actua efeito moderado nos eritrócitos humanos, apresenta propriedades pronunciadas de hemólise a frio
- A gama-hemolisina (hemolisina de dois componentes) tem uma atividade moderada contra a hemólise dos glóbulos vermelhos.
- A delta-hemolisina é um agregado de compostos de baixo peso molecular que apresentam propriedades detergentes (ou seja, podem causar citotoxicidade de largo espetro).

992 (FA-296)	Fundamental aspectos	GRP em lesões SORP Pus, e RANACH.
Os agentes causadores das lesões purulentas - factores de patogenicidade (toxinas)?		

As toxinas incluem:

- esfoliatinas A e B - provocam o desenvolvimento da síndrome da pele queimada
- toxina da síndrome do choque tóxico - responsável pelo desenvolvimento de um complexo de sintomas específicos (principalmente devido à estimulação da libertação do fator de necrose tumoral).
- delta-toxina (leucocidina) - inibe a absorção de água e ativa a formação de cAMP (importante na diarreia estafilocócica; tem um efeito citotóxico nos leucócitos polimorfonucleares).

• enterotoxina A-F - responsável pelo desenvolvimento de intoxicações alimentares

993 (FA-297)	Aspectos fundamentais	GRP em SORP e lesões de pus de feridas
Os agentes causadores das lesões purulentas são factores de patogenicidade ("sensibilizadores")?		

Muitos componentes dos estafilococos e dos seus metabolitos têm uma ação sensibilizante, que se manifesta em reacções de tipo imediato ou diferido e o desenvolvimento de alterações clínicas relevantes, incluindo no SOPP.

994 (FA-298)	Fundamental aspectos	GRP em SORP e lesões de pus de feridas
Os estreptococos são factores de resposta imunitária?		

Estes factores têm muitas caraterísticas em comum com a resposta imunitária a infecções bacterianas de outras etiologias e, entre os que influenciam a resposta, contam-se

- idade do paciente
- estado imunitário
- história de contacto com um agente patogénico estreptocócico (principalmente o estreptococo beta-hemolítico do grupo A)

Supõe-se que a evolução mais grave da infeção estreptocócica na idade mais avançada se deve a uma sensibilização preliminar do sistema imunitário a este agente patogénico (resposta imunitária mais pronunciada à ação de toxinas e enzimas bacterianas).

995 (FA-299)	Aspectos fundamentais	GRP em SORP e lesões de pus de feridas
Os estreptococos são componentes da superfície da parede?		

Os antigénios estreptocócicos são representados não só por toxinas específicas (estreptolisinas O e S, exotoxina) e enzimas (hialuronidase e estreptoquinase), mas também componentes de superfície da parede bacteriana (proteína M, ácido hialurónico).

É de salientar que, em resultado do efeito nocivo de toxinas específicas sobre as células (em particular os leucócitos), são libertadas enzimas específicas que potenciam o desenvolvimento e a prevalência de reacções inflamatórias, mas é a proteína M que apresenta a maior imunogenicidade.

996 (FA-300)	Fundamental aspectos	GRP em lesões SORP Pus e RANACH.
Estreptococos - anticorpos contra antigénios?		

Os anticorpos contra os antigénios estreptocócicos, que aparecem no dia 4-6, não têm um significado importante na eliminação do agente patogénico e no abrandamento do processo patológico, mas a determinação do nível de anticorpos contra a estreptolisina-O (antiestreptolisina-O) e contra a desoxirribonuclease-B (anti-DNA-ase-B) é informativa no diagnóstico da localização do processo patológico.

Em particular, o nível do primeiro aumenta com a infeção na nasofaringe, e com um aumento em ambos os tipos de anticorpos - o processo patológico está localizado na pele.

997 (FA-301)	Fundamental aspectos	GRP na SORP Pus Infecções e RANACH.
Os estreptococos são anticorpos contra a exotoxina?		

A exotoxina estreptocócica, que actua como ativador policlonal dos linfócitos B, é um potente estimulador da resposta imunitária, activando um número significativo de linfócitos B, levando assim a um aumento da síntese de anticorpos (imunoglobulinas) e dos níveis séricos, o que se observa nas doenças crónicas. De facto, a estimulação específica do antigénio provoca apenas a ativação de anticorpos específicos e não pode afetar significativamente o nível de imunoglobulinas no soro.

998 (FA-302)	Fundamental aspectos	GRP na SORP Pus Infecções e RANACH.

Os agentes causadores de lesões supurativas - um fenómeno de "deslizamento"?

Um dos factores de sobrevivência das bactérias no organismo (o chamado fenómeno de "fuga" à resposta imunitária) é a presença de determinadas estruturas e funções nas mesmas.
Assim, por exemplo:

- cápsula polissacárida - impede a fagocitose
- secreção de muco - reduz a ativação dos componentes do sistema do complemento através de uma via alternativa
- a variação antigénica é um exemplo de febre recorrente na infeção por boreliose
- proteases - reduzem a atividade e destroem a imunoglobulina A secretora
- células infectadas com fraca atividade fagocitária - contribuem para a persistência a longo prazo do agente patogénico

999 (FA-303)	Fundamental aspectos	GRP em SORP e lesões de pus de feridas
Os agentes causadores das lesões supurativas - mecanismos de lesão?		

Os danos nos órgãos e tecidos acompanhados da morte das células hospedeiras são o resultado da ação das toxinas que produzem as bactérias, bem como dos processos de hiperactivação do sistema imunitário em resposta à introdução de agentes patogénicos.
Ao mesmo tempo, pode ser bastante difícil identificar um único mecanismo de lesão. Um exemplo notável é a infeção estreptocócica (a hipersensibilidade ao estreptococo beta hemolítico pode levar ao desenvolvimento de reumatismo, glomerulonefrite pós-estreptocócica e eritema nodoso).

1000 (FA-304)	Fundamental aspectos	GRP em lesões SORP Pus e RANACH.

Os agentes causadores das lesões supurativas - natureza da lesão?

A maioria das doenças causadas por estafilococos tem um carácter endógeno, e o mecanismo de infeção está mais frequentemente associado à transferência do agente patogénico dos locais de colonização na superfície lesionada (mas um papel significativo pode também desempenhar um contacto próximo com pessoas que sofrem de doenças estafilocócicas, bem como com portadores de estafilococos).

Por exemplo, nos adultos, o Staphylococcus aureus é isolado em 15-50% dos indivíduos saudáveis, e o transporte temporário em 60%.

O transporte crónico é típico do pessoal das instituições médicas, dos doentes que sofrem de doenças atópicas, bem como das pessoas que recebem injecções de vários medicamentos (diabéticos, toxicodependentes, etc.).

Os estafilococos epidérmicos, que normalmente colonizam certas zonas da pele, podem também colonizar as membranas mucosas. Fazem parte da microflora normal não só da pele humana, mas também do trato respiratório e do trato alimentar e encontram-se constantemente no ar e no ambiente. São identificados em doentes com resistência reduzida. Na maioria das vezes, são a causa de lesões provocadas pela infeção de vários dispositivos (próteses, cateteres), ou existe uma disseminação hematogénica do agente patogénico após intervenções cirúrgicas.

1001 (FA-305)	Fundamental aspectos	GRP na SORP Pus Infecções e RANACH.
Os agentes causadores das lesões supurativas são infecções extra-hospitalares e nosocomiais?		

Os agentes causadores de infecções purulentas de feridas são
A maioria das bacteremias, pneumonias e lesões infecciosas de vários tecidos são agentes causadores de uma proporção significativa de bacteremias, pneumonias e lesões infecciosas de vários tecidos, extra-hospitalares e nosocomiais.

De particular importância é a propagação de estafilococos, que são resistentes ou têm uma sensibilidade reduzida aos antibióticos modernos. Estes desenvolvem facilmente resistência a muitos antimicrobianos, o que cria grandes dificuldades no tratamento dos doentes.
Estas caraterísticas são a razão de uma limitação significativa na escolha de agentes antibacterianos para o tratamento de infecções causadas por estas estirpes de microrganismos.

1002 (FA-306)	Fundamental aspectos	GRP na SORP Pus Infecções e RANACH.
Os agentes causadores das lesões supurativas - aspectos problemáticos do tratamento?		

Devido ao facto de o isolamento dos agentes patogénicos das infecções purulentas e a determinação da sua sensibilidade aos antibióticos nem sempre estarem disponíveis e serem rentáveis, o tratamento destes doentes é geralmente empírico, o que conduz frequentemente a complicações do curso das doenças. O aumento da resistência dos agentes patogénicos das infecções purulentas aos medicamentos antibacterianos (que depende da sua utilização irracional e descontrolada) é particularmente preocupante nos tempos modernos.

1003 (FA-307)	Fundamental aspectos	GRP em SORP e lesões de pus de feridas
Os agentes causadores das lesões supurativas - terapia antibiótica?		

Nos tempos modernos, existem muitas recomendações para a terapia antibiótica de infecções purulentas e, por exemplo, numa doença (incluindo SORP) como o impetigo, recomenda-se a sua utilização:

- cloxacilina, cefalexina, co-trimoxazol
- se o agente causador for o estreptococo piogénico - penicilina, eritromicina, mupirocina, cefalosporinas
- se o agente causador for Staphylococcus aureus - cloxacilina, dicloxacilina, mupirocina,

cefalosporinas

1004 (FA-308)	Fundamental aspectos	GRP em SORP e lesões de pus de feridas
Os agentes causadores das lesões supurativas - resistência aos antibióticos?		

A resistência aos seguintes antibióticos foi estabelecida contra Staphylococcus aureus:

- à eritromicina - 49,4 por cento
- ao cloranfenbicol, 32%.
- à ciprofloxacina - 23,1%
- à lincomicina - 21,1%
- à clindamicina - 16,5 por cento
- à tetraciclina - 8,9%
- à gentamicina em 8%

Relativamente aos antibióticos actuais, foram comunicadas provas de uma resistência menor (1-5%) dos estafilococos à mucopirocina e ao ácido fusídico, mas há cada vez mais relatos de uma resistência crescente à meticilina.

Complica significativamente a escolha de tácticas de tratamento para os doentes e o desenvolvimento de resistência a múltiplos medicamentos.

1004 (FA-308)	Fundamental aspectos	GRP em SORP e lesões de pus de feridas
Os agentes causadores das lesões supurativas - resistência aos antibióticos?		

As propriedades patogénicas de uma determinada estirpe de agente patogénico pustular e a resistência aos cantibióticos podem ser determinadas pelo efeito combinado de :

- factores extracelulares
- toxinas
- as propriedades invasivas de uma determinada estirpe

- a diferente patogenicidade das diferentes estirpes

1005 (FA-309)	Aspectos fundamentais	GRP em SORP e lesões de pus de feridas
Os agentes causadores de lesões supurativas - métodos altamente precisos para o diagnóstico da resistência?		

Estirpes resistentes à terapia etiotrópica de agentes patogénicos pustulares, que se espalharam na

Recentemente, a baixa disponibilidade de métodos de alta precisão para determinar essa resistência (PCR multiprimer e outros métodos de identificação genética de estirpes de estafilococos e estreptococos resistentes aos antibióticos), a grande importância dos factores endógenos no desenvolvimento de tais infecções exige a introdução de métodos de terapia imunomoduladora para os doentes em causa.

1006 (FA-310)	Fundamental aspectos	GRP em SORP e lesões de pus de feridas
Os agentes causadores das lesões purulentas são proteínas adesivas extracelulares?		

Os factores das relações intercelulares são importantes para a virulência dos agentes patogénicos pustulares e desempenham um papel significativo na patogénese das respectivas doenças causadas por estes microrganismos. Por exemplo, a proteína adesiva extracelular do Staphylococcus aureus é um análogo do complexo principal de histocompatibilidade, uma vez que tem uma elevada afinidade com várias proteínas do organismo (fibronectina, fibrinogénio, trombospondina, etc.); participa na regulação da resposta inflamatória através da interação com as moléculas de adesão intracelular ICAM-1.

1007 (FA-311)	Fundamental aspectos	GRP em lesões SORP Pus e RANACH.

Os agentes causadores das lesões supurativas são outros sistemas moleculares?

Outros sistemas moleculares que asseguram a adesão das bactérias a determinados tecidos podem também desempenhar um papel como factores de virulência. Por exemplo, para Staphylococcus aureus, estes são:

- proteína de ligação ao colagénio - não expressa na maioria das estirpes, medeia a adesão bacteriana ao colagénio e desempenha um papel ativo na patogénese de muitas infecções purulentas.
- Os factores aglutinantes A e B ligam-se ao fibrinogénio, sendo o fator A o mediador da agregação plaquetária e da formação do coágulo de fibrina, que são iniciados pelo Staphylococcus aureus
- A proteína de ligação à elastina está envolvida na colonização bacteriana através da ligação à elastina e está presente nos tecidos de alguns órgãos e nas paredes dos vasos sanguíneos.
- As proteínas de ligação à fibronectina promovem a adesão de Staphylococcus aureus através da ligação à fibronectina e podem funcionar como um fator de invasão
- as proteínas adesivas intracelulares estão envolvidas na formação de biofilmes, permitindo que as bactérias se fixem umas às outras, bem como aos tecidos do corpo
- As proteínas que contêm serina-asparagina estão envolvidas na adesão bacteriana através da ligação da sialoproteína do tecido ósseo

1008 (FA-312)	Fundamental aspectos	GRP em SORP e lesões de pus de feridas

As proteínas de ligação à fibronectina são os agentes causadores de lesões supurativas?

Os estreptococos que produzem este fator são capazes de colonizar o colagénio, o que lhes confere uma proteção contra a adesão dos leucócitos polimorfonucleares na presença de anticorpos opsonizantes.

Estas mesmas moléculas adesivas ligam-se à fibronectina, o que resulta no movimento da matriz para o espaço entre as células estreptocócicas e favorece a formação de grandes agregados bacterianos.

1009 (FA-313)	Aspectos fundamentais	GRP em SORP e lesões de pus de feridas
Os agentes causadores das lesões supurativas são factores de adesão bacteriana aos tecidos?		

Se forem considerados pelo exemplo de S. ryogenes, incluem:

• a antiproteólise é efectuada pela proteína de ligação à alfa-2-macroglobulina relacionada com a G
ligação do inibidor de proteases alfa-2-macroglobulina à superfície da célula bacteriana, inibindo a proteólise e protegendo a proteína M e outras estruturas da superfície celular.

• a antifagocitose é efectuada devido ao ácido hialurónico da cápsula (a proteção contra a fagocitose ocorre através do chamado mascaramento da célula bacteriana) e à proteína M (impede a ativação do complemento através da via alternativa e a fagocitose através da ligação dos factores de ativação do complemento e do fibrinogénio. Proteína M (impede a ativação do complemento através da via alternativa e a fagocitose através da ligação dos factores de ativação do complemento e do fibrinogénio; é um mediador da adesão aos epiteliócitos e pensa-se que a proteína M participa no desenvolvimento da resposta inflamatória - ligação do fibrinogénio, cinogénio ou plasminogénio).

• inibidor estreptocócico da lise mediada pelo complemento, liga-se ao local de inserção do complemento, inibe a lise das células bacterianas; inibe a síntese de factores protectores da mucosa - lisozima, inibidor da protease leucocitária secretora, alfa-defensina-1 humana e catelicidina

• A protease C5a-peptidase do complemento promove a proliferação bacteriana e danifica o fator quimiotático deste complemento, que impede os neutrófilos de migrarem para o foco de infeção.

• A enzima extracelular DNAase é um fator de invasão, danifica o ADN que é libertado das células mortas, reduz a viscosidade do pus e permite uma maior mobilidade do microrganismo

• a hialuronidase é um fator de invasão, danifica o ácido hialurónico como componente do tecido conjuntivo, favorece a propagação de bactérias

• A enzima que danifica a IgG inibe a fagocitose ao proteger as bactérias dos anticorpos IgG opsonizantes

• A exotoxina pirogénica estreptocócica B facilita a proliferação e sobrevivência bacteriana e induz uma resposta inflamatória

- O ativador do plasminogénio é a estreptoquinase, que é também um fator de invasão dos tecidos
- A estreptolisina-O é uma toxina que danifica as células com colesterol nas suas membranas; em concentrações subcelulares, afecta a função dos fagócitos aumentando a secreção de citocinas e induzindo a apoptose celular.
- a estreptolisina-S lisa uma vasta gama de células, incluindo linfócitos e neutrófilos

- As exotoxinas pirogénicas causam o desenvolvimento da síndrome do choque tóxico estreptocócico e da escarlatina, e desempenham um papel nas reacções auto-imunes após infecções estreptocócicas.

1010 (FA-314)	Fundamental aspectos	GRP na SORP Pus Infecções e RANACH.
Resposta imunitária - supressores?		

As descobertas de Th1, Th2, Th3 e Threg levantaram dúvidas sobre a existência de supressores como uma unidade separada de células imunitárias. Há cada vez mais provas de que esta função é específica de determinadas citocinas, que podem ser de origem celular diferente.

No entanto, as células CD8+ mantêm esta capacidade (ou seja, a síntese de citocinas supressoras). Além disso, verificou-se que existe uma estrutura (CD28) na superfície destas células, que permite distinguir claramente 2 fenótipos - CD8+CD28+ (T-killer) e CD8+CD28- (T-suppressor).

O rácio CD4+/CD8+ está incluído nas três principais caraterísticas do chamado "fenótipo de risco imunológico", ou seja, o estado de imunodeficiência de uma determinada pessoa:

J acumulação de supressores de linfócitos T CD4+CD28-

J diminuição do rácio de células T CD4+/CD8+ inferior à unidade

J diminuição da capacidade proliferativa dos linfócitos T em relação aos mitogénios

Assim, a existência de células T CD8+ (assassinas/supressoras) é agora reconhecida e a relação Th/Ts é um importante índice imunoregulador que desempenha um papel essencial na manutenção de uma resposta imunitária normal.

1011 (FA-315)	Fundamental aspectos	GRP na SORP Pus Infecções e RANACH.
Resposta imunitária - o potencial das células Treg?		

Foram obtidas evidências de que o potencial imunossupressor das células Treg pode ser inibido:

ser temporariamente neutralizado - devido à influência de uma grande quantidade de interleucina-2 (que é observada nas primeiras fases da inflamação imune, o que pode ser devido à persistência do processo inflamatório)

bloqueada - através da produção de interleucina-6 pelas células apresentadoras de antigénios após a sua estimulação por agentes microbianos

Os mecanismos dos efeitos supressores das Treg e Th3 incluem a secreção das citocinas inibidoras interleucina-10

A prova de que as células Treg têm um papel integrador é o facto de dirigirem a resposta imunitária não só para os auto-higenes, mas também para os estranhos (e, acima de tudo, infecciosos).

Após a ativação por antigénios próprios e estranhos, estas células adquirem o potencial supressor necessário, o que lhes permite inibir a proliferação de linfócitos T "naive".

Uma circunstância particularmente importante é que a concentração de antigénios para ativar a função supressora de Treg-
é inferior ao necessário para a proliferação de linfócitos T.

Assim, as células Treg:

por um lado - controlar o desenvolvimento da tolerância (impedir o desenvolvimento de processos auto-imunes)

por outro lado - regulam a resposta imunitária quando um agente estranho entra no organismo

Deve ser considerado que uma variedade de factores influencia o aparecimento de células TIZ:

as próprias células Treg

citocinas (interleucina-10, etc.) dexametasona

vitamina D3

As células Treg inibem nos monócitos/macrófagos a capacidade de produzir citocinas pró-inflamatórias.

É de salientar que, entre os diferentes mecanismos endógenos de imunorregulação, a rede de citocinas ocupa um lugar importante, assegurando a comunicação mútua entre as células imunocompetentes e as outras células, mediada por moléculas (receptores) que estas produzem efetivamente (secreção, expressão).
Cada citocina liga-se ao seu recetor específico na superfície da célula-alvo e é emitido um sinal de ativação da citocina no interior da célula, que é transmitido ao núcleo da célula e que se realiza normalmente através da indução da expressão de um determinado gene ou grupo de genes.

1012 (FA-316)	Fundamental aspectos	GRP em lesões SORP Pus, e RANACH.
A resposta imunitária é uma classe de "citocinas"?		

Atualmente, são conhecidos mais de 300 tipos de moléculas que pertencem à classe das "citocinas" no sentido lato do termo (um fator importante nas comunicações intercelulares); são elas:

■=> interleucinas

■=> monocinas

■=> factores de crescimento

■=> interferões

■=> fator de necrose tumoral, etc.

No entanto, mesmo no que diz respeito às citocinas cujo papel patogénico foi comprovado nas lesões purulentas (interleucinas 1 e 6, interferão-gama, fator de necrose tumoral) e cujo objetivo funcional no desenvolvimento destas doenças foi mais ou menos esclarecido, continua a ser impossível afirmar de forma convincente que apenas devido a uma delas é desempenhada ou perturbada uma determinada função de certas células.
Assim, os macrófagos produzem o fator de necrose tumoral alfa, que, por sua vez, provoca a expressão de moléculas adesivas nas células endoteliais, o que é necessário para a migração tanto dos neutrófilos como dos próprios macrófagos para a zona de lesão bacteriana. Mas a mesma citocina é também produzida por epiteliócitos danificados e por células endoteliais activadas. Em geral, o fator de necrose tumoral tem múltiplas funções:

■=> afecta a síntese de interferões e opsoninas

■=> ativa todas as células envolvidas no processo inflamatório-reparador (e altera o seu fenótipo).
■=> é um indutor de um aumento acentuado do nível de proteína C-reactiva no sangue na fase aguda da inflamação
■=> é um sinergista de factores estimuladores de colónias que aumentam os processos proliferativos

1013 (FA-317)	Fundamental aspectos	GRP em lesões SORP Pus e RANACH.
A resposta imunitária - um papel para o interferão-gama?		

A capacidade de "duplicar" funções sinérgicas é também caraterística do interferão-gama, que:
Por um lado, é um indutor especializado da ativação dos macrófagos (induz a expressão de mais de 100 genes diferentes no genoma dos macrófagos); no entanto, os linfócitos T activados e as células assassinas naturais são também produtores desta molécula.
■=> por outro lado - induz e estimula a produção de outras citocinas pró-inflamatórias (fator de necrose tumoral-alfa, interleucina-1, interleucina-6)
Além disso, induz e estimula a expressão de antigénios de histocompatibilidade de classe II nas membranas dos macrófagos
■=> reforça drasticamente as funções efectoras (antimicrobianas e antitumorais) dos macrófagos, aumentando a produção de radicais superóxido e nitróxido pelas células
■=> aumenta a expressão dos receptores Fc para a imunoglobulina G e é, assim, um ativador da fagocitose imunitária e da citotoxicidade mediada por anticorpos dos próprios macrófagos
O efeito ativador nos macrófagos é também mediado pela indução da sua secreção do próprio interferão-gama, que afecta a expressão dos receptores dos macrófagos não só para os anticorpos mas também para o interferão-gama .
opsonização dependente, mas também à terceira fração do complemento

1014 (FA-318)	Fundamental aspectos	GRP em SORP e lesões de pus de feridas
A resposta imunitária - um padrão comum?		

Ao analisar o padrão global da resposta imunitária, é muito importante considerar a existência não só de Th1 e Th2, que fornecem diferentes cenários imunitários (resposta celular ou humoral), mas também um conjunto de células reguladoras (Treg, Th3) que:

- => direcionar a resposta imunitária
- => manter a homeostasia imunitária (equilíbrio homeostático do funcionamento do próprio sistema imunitário), impedindo-o de reagir aos seus próprios antigénios (próprios)
- => Quando respondem a antigénios estranhos, em particular a antigénios infecciosos, "param" o desenvolvimento da resposta imunitária no momento necessário e colocam o sistema imunitário num estado de equilíbrio.

Uma diminuição do número de células reguladoras pode levar ao desenvolvimento de alergia. Assim, o estudo dos factores das relações intercelulares, tanto a nível do organismo como a nível das suas relações com os agentes patogénicos das infecções purulentas, pode contribuir para o desenvolvimento de novos métodos eficazes de tratamento de doentes adequados, baseados na patogenia.

Ao mesmo tempo, o desenvolvimento de processos purulentos seria impossível em caso de funcionamento incompleto das ligações naturais e adaptativas da resposta imunitária.

Apesar do facto de, de um ponto de vista filogenético, a resposta imunitária não específica ao antigénio ser mais antiga do que a resposta imunitária específica ao antigénio, os seus mecanismos permanecem incompletamente compreendidos. Além disso, existem outros factores e processos que reforçam as partes do sistema imunitário acima referidas, como o papel dos factores de opsonização, sem os quais a resposta imunitária é praticamente impossível.

Esta concretização ocorre diretamente através de diferentes tipos de moléculas de relações intercelulares, nas quais as citocinas e as moléculas de adesão são importantes.

Nas reacções de resposta imunitária específica do antigénio (rápida, inata), a deteção de agentes patogénicos baseia-se no reconhecimento de moléculas comuns que assinalam a estranheza dos seus portadores.
Nas reacções de resposta imunitária não específica (lenta, adquirida, adaptativa), o reconhecimento do agente patogénico é dirigido a moléculas individuais ou aos seus fragmentos que são específicos apenas para um determinado agente patogénico.
É incorreto atribuir o papel de iniciador das alterações imunológicas a qualquer um dos departamentos do sistema imunitário, uma vez que ambos têm como objetivo a eliminação do fator patogénico e o restabelecimento das perturbações imunológicas por ele criadas.
A função de "trabalhar em conjunto" é evolutivamente caraterística do sistema imunitário e foi formada da mesma forma durante a evolução da relação "microrganismo-macrorganismo".

1015 (FA-319)	Fundamental aspectos	GRP em SORP e lesões de pus de feridas
Resposta imunitária - resultados da investigação?		

Em doentes com lesões purulentas-inflamatórias dos tecidos superficiais, foram reveladas várias alterações nos sistemas sanguíneos celulares e moleculares. Desvios de
Os valores fisiológicos dos parâmetros do sangue periférico não foram significativos.
O estudo da atividade de recuperação do teste NST, que reflecte o estado dos sistemas de peroxidase bactericida das células e se correlaciona com a formação de radicais superóxidos, indica uma diminuição do nível de resistência geral não específica do organismo:

- => o rácio citoquímico médio foi reduzido numa média de 1,3 vezes
- => índice de reserva de atividade dos neutrófilos - 1,8 vezes
- => o número de neutrófilos não estimulados aumentou 1,4 vezes
- => número de neutrófilos estimulados - 1,4 vezes

A determinação dos rácios dos grupos de diferenciação de linfócitos mostrou:

- => aumento do teor proporcional de linfócitos com função supressora no sangue

(CD8) em comparação com o número de linfócitos com função auxiliar

(CD4).

- => o rácio CD4/CD8 era em média 0,8 (normal - 1,21,3)
- => verificaram-se certas alterações nas imunoglobulinas séricas em correlação com alterações nos linfócitos

As moléculas adesivas (ICAM-1) e as interleucinas 8 e 10, cujos níveis estavam significativamente elevados (2,7-, 4,5- e 7,5 vezes, respetivamente), foram examinadas no soro com factores adicionais de relações intercelulares.

1016 (FA-320)	Fundamental aspectos	GRP na SORP Pus Infecções e RANACH.
Resposta imunitária - uma justificação para uma terapia complexa?		

Tendo em conta as particularidades acima mencionadas de alterações nas partes inespecíficas e adaptativas da resposta imunitária, no sistema de tratamento complexo dos doentes correspondentes recomendámos a técnica com a utilização de imunomodulador (ribomunil) e complexo vitamínico-mineral (miltrium com beta-caroteno).

O efeito vacinante dos ribossomas bacterianos, que estão incluídos no ribomunil, é complementado por uma estimulação imunitária não específica devido à presença de proteoglicanos da membrana celular de C. pneumoniae na preparação; no entanto, um dos pontos mais importantes é que o ribomunil provoca a ativação de anticorpos específicos, o que determina o estado da imunidade pós-vacinal.

O miltrium com beta-caroteno potencia os efeitos do ribomunil. Com as suas 13 vitaminas, afecta pelo menos 20 mecanismos patogénicos diferentes que podem ocorrer nestas lesões, e com os seus 16 oligoelementos afecta outros 16 mecanismos metabólicos diferentes. É por isso que os principais efeitos da sua administração são:

- => reduzir o risco de doenças infecciosas
- => aumento da resposta de defesa imunitária
- => melhoria do metabolismo
- => efeitos significativos na função das células epiteliais e endoteliais, neurónios
- => favorece os processos de regeneração dos tecidos

A utilização destes dois medicamentos no sistema de terapia complexa restabelece os índices perturbados da resposta imunitária não específica e adaptativa e, a este respeito, pode ser recomendada para uma implementação generalizada na prática.

1017 (FA-321)	Fundamental aspectos	GRP em SORP e lesões de pus de feridas
O processo da ferida - "conceitos"?		

Um processo de ferida é:

■=> onde as reacções do corpo, tanto locais como gerais, ocorrem em resposta a uma ferida para posterior cicatrização

■=> a cicatrização de feridas é caracterizada por alterações clínicas, bacteriológicas, bioquímicas, fisiopatológicas e estruturais (na dinâmica do processo)

■=> as alterações acima referidas em resposta a danos são um conjunto complexo de reacções biológicas com a sua realização a nível local

■=> as alterações locais caracterizam-se pela sua consistência e estão estreitamente ligadas a reacções multifacetadas de todo o organismo

1018 (FA-322)	Fundamental aspectos	GRP em SORP e lesões de pus de feridas
O processo da ferida é um processo de cicatrização?		

A cicatrização de feridas é uma manifestação de adaptação com um complexo de processos biológicos complexos no defeito da ferida que culminam na cicatrização.

As caraterísticas distintivas deste processo são a ciclicidade e o faseamento (períodos).

1019 (FA-323)	Fundamental aspectos	GRP na SORP Pus Infecções e RANACH.
Processo da ferida - classificações?		

Analisando as classificações disponíveis do processo da ferida, podemos concluir que, na sua maior parte, correspondem à dinâmica das manifestações clínicas que distinguem:

■=> o período preparatório, que determina o curso da ação alterações subsequentes (fase inflamatória)

■=> processos básicos de reparação de tecidos feridos (fase de proliferação/regeneração)

■=> fase de reorganização (maturação e formação de cicatrizes)

1020 (FA-324)	Fundamental aspectos	GRP em lesões SORP Pus e RANACH.
O processo da ferida - reacções?		

As reacções do organismo a uma ferida (traumatismo) são caracterizadas por fases:

■ => vasoespasmo na zona da ferida (reação inicial)

■ => vasodilatação (substitui o vasoespasmo)

■ => aumento da permeabilidade da parede vascular

■ => edema traumático - de início rápido.

■ => alteração tecidular (localizada)

■ => perturbação metabólica (local):

o acidose

o hiperosmia

o alterações coloidais

o outros

■ => aumento do edema:

o estreita o canal da ferida (até desaparecer)

o os tecidos mortos do canal, impregnados de sangue, são espremidos (a chamada "limpeza primária da ferida")

■=> histamina e serotonina, libertadas quando os vasos sanguíneos se dilatam, por sua vez:

o dilatar as arteríolas e as vénulas

o acelerar o fluxo sanguíneo capilar

o aumentar a permeabilidade capilar

o estimular a fagocitose

o acelerar o tempo de sangria

1021 (FA-325)	Fundamental aspectos	GRP em lesões SORP Pus e RANACH.
Processo da ferida - exsudado (informações gerais)?		

O exsudado formado como resultado do aumento da permeabilidade vascular e da libertação de água e formações sanguíneas nos primeiros 2-3 dias contém leucócitos polimorfonucleares em maior quantidade, mais tarde células mononucleares (linfócitos, monócitos/macrófagos).

1022 (FA-326)	Fundamental aspectos	GRP em SORP e lesões de pus de feridas
O processo da ferida é um exsudado (neutrófilos)?		

O principal papel dos neutrófilos no exsudado é o de:

- => em maior grau - fagocitar o micro-organismo
- => fagocitar o tecido necrótico em menor grau
- => lisado de elementos não viáveis
- => segrega mediadores inflamatórios

Nos seus grânulos específicos, os neutrófilos contêm substâncias (por exemplo, a lactoferrina) que matam os microrganismos fagocitados.
Os grânulos não específicos (azurófilos) contêm substâncias biológicas (lisozima, etc.) necessárias à proteólise intracelular para limpar a ferida das massas necrosadas.
Um papel importante é desempenhado pelas catepsinas, que podem não só degradar os cininogénios, mas também modificar as cininas já isoladas. A função de lise das fibras de colagénio alteradas nos focos de destruição também é importante.
Mas os próprios neutrófilos, depois de desempenharem as suas funções, decompõem-se e são fagocitados pelos macrófagos, que, além disso, fagocitam os tecidos necróticos destruídos pelos neutrófilos, produtos da decomposição bactericida (o processo de limpeza das feridas).

1023 (FA-327)	Fundamental aspectos	GRP em SORP e lesões de pus de feridas
O processo da ferida é um exsudado (linfócitos)?		

O papel dos linfócitos na inflamação purulenta é complexo:

■=> são a fonte dos plasmócitos (que sintetizam anticorpos)

■=> aumentar ou apoiar o crescimento dos fibroblastos (através do mecanismo de transferência de informação genética)

1024 (FA-328)	Fundamental aspectos	GRP na SORP Pus Infecções e RANACH.
O processo da ferida é um exsudado (flora microbiana)?		

O papel da flora microbiana na inflamação purulenta é complexo:

■=> promove a inflamação

■=> envolvido na proteólise de tecido morto

■=> pode ter um efeito negativo no processo da ferida (contaminação da ferida)

■=> é um participante indispensável na cicatrização de feridas

1025 (FA-329)	Fundamental aspectos	GRP em SORP e lesões de pus de feridas
O processo da ferida é uma resposta inflamatória?		

No processo da ferida, a resposta inflamatória processa-se por fases e caracteriza-se por:

■=> rapidez - forma-se uma parede leucocitária na fronteira entre os tecidos mortos e viáveis (já no primeiro dia)

■=> a fase de desenvolvimento do tecido de granulação (preenchimento do defeito da ferida) começa no 3-4° dia:

- o os glóbulos brancos estão a ficar mais pequenos
- o macrófagos - persistem

o fibroblastos e células endoteliais capilares - desempenham um papel importante na proliferação

1026 (FA-330)	Fundamental aspectos	GRP em lesões SORP Pus e RANACH.
O processo da ferida está a cicatrizar?		

O colagénio produzido pelos fibroblastos é da maior importância na cicatrização de feridas, e a ligação do colagénio ocorre com a participação do ADN sintetizado por eles, a nova formação de mucopolissacarídeos neutros e glicosaminoglicanos ácidos.

No tecido de granulação, os glicosaminoglicanos formam a base da substância intersticial e, após 6-7 dias, encontram-se também células plasmáticas produtoras de anticorpos.

No 12° ao 30° dia ocorre a fase final do processo de cicatrização:

■=> o número de elementos celulares e de microvasos diminui progressivamente

■=> a formação das fibras de colagénio e a destruição parcial das fibras de colagénio ocorrem em paralelo

■=> é efectuada uma regulação fina dos processos - tanto da formação de tecido fibrótico como da acumulação e reabsorção de tecido cicatricial

1027 (FA-331)	Fundamental aspectos	GRP em lesões SORP Pus e RANACH.
O processo da ferida é uma contração?		

A contração da ferida (contração concêntrica uniforme dos bordos e paredes da ferida) reflecte o equilíbrio entre a formação e a reabsorção de tecido de granulação e cicatricial. Este processo combina-se em diferentes fases da cicatrização da ferida:

■=> com epitelização intensa (começa com a formação de fibras argirófilas)

■=> com empurrão gradual do epitélio sobre os bordos da ferida com destruição parcial do epitélio

■=> com crescimento epitelial adicional do tecido de granulação maduro e a sua diferenciação

1028 (FA-332)	Fundamental aspectos	GRP em lesões SORP Pus e RANACH.
Processo de ferida - regeneração (informações gerais)?		

Relativamente às informações gerais sobre a regeneração de feridas, deve ser

registar o seguinte:

■=> por um lado, é a renovação das estruturas do organismo no processo da atividade vital

■=> por outro lado, é a restauração de estruturas que se perderam devido a processos patológicos

■=> este mecanismo é acionado a diferentes níveis do organismo:

- o sistémico
- o órgão
- o tecido
- o celular
- o intracelular

■=> a base do processo é a capacidade acentuada de proliferação do epitélio (incluindo as SORP), devido à sua função básica - manutenção contínua da integridade do tecido na fronteira com o ambiente

1029 (FA-333)	Fundamental aspectos	GRP em lesões SORP Pus e RANACH.
Processo da ferida - regeneração (formas)?		

As formas de regeneração (celular e intracelular) baseiam-se num único fenómeno - HIPERPLASÃO DE ESTRUTURAS NUCLEARES E CITOPLASMÁTICAS.

1030 (FA-334)	Fundamental aspectos	GRP na SORP Pus Infecções e RANACH.
Processo da ferida - regeneração (caraterísticas distintivas comuns)?		

As caraterísticas gerais distintivas da cicatrização de feridas (processo regenerativo) podem ser rastreadas até ao chamado retalho de pele removido, onde se forma uma cicatriz que difere em estrutura da área excisada.

Na área em redor da ferida, após o aperto dos bordos, ocorre hiperplasia e hipertrofia das células, cuja tarefa é fornecer a massa perdida. Nos casos de regeneração atípica, o tecido regenerado difere significativamente do tecido perdido, tanto na estrutura como na forma.

Assim, a regeneração da SORP (por analogia com a pele) difere da dos órgãos internos, uma vez que ocorrem 4 processos sequenciais:

- => contração da ferida (aperto dos bordos do defeito)
- => crescimento da inserção (fora da ferida)
- => formação de novos tecidos (no defeito)
- => transformação de um novo tecido num complexo de células imaturas (regeneradas) na zona da lesão

1031 (FA-335)	Fundamental aspectos	GRP na SORP Pus Infecções e RANACH.
O processo da ferida está a regenerar-se (aperto dos bordos)?		

O processo de aperto dos bordos da ferida caracteriza-se pelo seguinte:

- => é de natureza concêntrica
- => é um processo de compensação
- => a área de dano inclui o tecido não danificado juntamente com as suas estruturas específicas

1032 (FA-336)	Fundamental aspectos	GRP na SORP Pus Infecções e RANACH.
Processo da ferida - regeneração (crescimento fora da ferida)?		

O crescimento inserccional (fora da ferida) é:
∎=> o processo de crescimento excessivo de elementos de tecido danificados à volta da ferida, com o objetivo de os repor
∎=> é uma resposta à duração dos processos de contratação
∎=> a área do defeito é um intervalo definido de resposta compensatória
∎=> aumento da atividade mitótica do epitélio
persiste após a conclusão da epitelização da ferida

1033 (FA-337)	Fundamental aspectos	GRP na SORP Pus Infecções e RANACH.
O processo da ferida é regeneração ("regenerar")?		

O regenerado que se forma no local do defeito pode reter estruturas específicas do tecido previamente intacto, e :
∎=> formado - longo prazo
∎=> continua - e após a epitelização do defeito
∎=> formado - sempre atípico e incompleto

1034 (FA-338)	Fundamental aspectos	GRP na SORP Pus Infecções e RANACH.
O processo da ferida está a regenerar-se (tecido jovem)?		

Em tecidos jovens:
∎=> todas as estruturas específicas são criadas, e isto ocorre em diferentes fases do processo de regeneração
∎=> impossível de realinhar
uma cicatriz de tecido conjuntivo no local do defeito e do epitélio que o

cobre

■=> consiste principalmente em feixes de colagénio espessos

fibras

1035 (FA-339)	Fundamental aspectos	GRP em lesões SORP Pus e RANACH.
A ferida está em processo de regeneração (colagénio deficiente)?		

A fibrilogénese leva à incompletude do colagénio, que é facilmente degenerado. Nas cicatrizes, a transição de alguns fibroblastos para fibrócitos é atrasada. Estes processos podem ser influenciados por hormonas que reduzem a atividade mitótica do epitélio em proliferação:

■=> supressão - desenvolvimento de edema inflamatório

■=> supressão da atividade fagocítica dos macrófagos

■=> restrições - desenvolvimento de tecido de granulação

1036 (FA-340)	Fundamental aspectos	GRP em SORP e lesões de pus de feridas
Processo da ferida - regeneração (influência das hormonas)?		

Os dados sobre os efeitos das hormonas na regeneração são contraditórios, mas no que diz respeito às hormonas sexuais, a maioria dos cientistas salienta os seus efeitos positivos na cicatrização de feridas.

1037 (FA-341)	Fundamental aspectos	GRP em lesões SORP Pus e RANACH.
Processo de ferida - regeneração (influência da vitamina C)?		

A cicatrização de feridas é retardada pela deficiência de vitamina C, e depende principalmente de tais causas:

Diminuição drástica da atividade da fosfatase nos fibroblastos

■=> cessação da síntese de colagénio pelos fibroblastos (degenerescência gordurosa)

1038 (FA-342)	Fundamental aspectos	GRP em lesões SORP Pus, e RANACH.
Processo da ferida - fases de desenvolvimento (inflamação)?		

Desde as 3 fases de desenvolvimento da ferida purulenta até à fase de inflamação (a primeira), já no 3º-7º dia, observa-se uma série de processos (bioquímicos, fisiopatológicos) que influenciam a natureza dos acontecimentos subsequentes.

[3]Estes processos dependem em grande medida da microbiota da ferida - com o conteúdo de 1 cm, podem ocorrer mais de 100 mil corpos microbianos, generalizando o processo até à sépsis da ferida.

O processo de ferida em medicina dentária é frequentemente observado, mas é quando a microbiota patogénica invade a ferida que se forma uma ferida purulenta, especialmente quando a resistência do corpo é insuficiente, tanto em geral como na área dos tecidos danificados.

Em caso de contaminação microbiana maciça, a cicatrização da ferida por tensão primária torna-se impossível. Isto distingue as feridas purulentas não específicas (putrefação, etc.) e específicas (difteria, etc.).

1039 (FA-343)	Fundamental aspectos	GRP na SORP Pus Infecções e RANACH.
Processo da ferida - fases de desenvolvimento (regeneração)?		

Na segunda fase da cicatrização de feridas (regeneração), os fibroblastos desempenham um papel importante - ao cobrirem uma fina camada de alças capilares, impedem a penetração na ferida, tanto dos micróbios como das suas toxinas, o que reduz as perturbações vasculares, o edema e a intoxicação.

1040 (FA-344)	Fundamental aspectos	GRP na SORP Pus Infecções e RANACH.

Processo da ferida - fases de desenvolvimento (reorganização da cicatriz)?

Na terceira fase (reorganização da cicatriz), ocorre a formação de colóides, que também depende da abundância de fibroblastos no tecido de granulação.

1041 (FA-345)	Fundamental aspectos	GRP em lesões SORP Pus e RANACH.
O processo da ferida - princípios gerais de gestão de feridas purulentas?		

O tratamento pormenorizado das feridas purulentas será abordado em volumes posteriores, aplicado à medicina dentária privada. Aqui, no entanto, apenas mencionaremos princípios gerais baseados nos objectivos deste volume (Aspectos Fundamentais da Medicina Dentária). Para a medicação tópica de feridas purulentas, os princípios são seguidos dependendo da fase do processo.

Na primeira fase, o objetivo é obter pelo menos 3 efeitos de tratamento:

- => supressão da infeção
- => evacuação do conteúdo
- => rejeição do tecido destruído

Os anti-sépticos são utilizados para suprimir a infeção ,
pomadas multicomponentes com uma base solúvel em água.

São utilizadas soluções hipertónicas e drenagem para evacuar o conteúdo; são também utilizadas enzimas proteolíticas para remover o tecido morto.

Na segunda fase, o objetivo não é apenas suprimir a infeção, mas também o crescimento da granulação. Por conseguinte, para além das pomadas com agentes quimiopreventivos e anti-sépticos, são utilizadas pomadas indiferenciadas, como Combutech, Algipore, etc.

Na terceira fase, o objetivo é epitelizar a ferida e organizar a cicatriz, pelo que, para além dos produtos acima referidos, são também utilizadas pomadas como o solcoseril, etc.
Tal como acontece com as fases fisiopatológicas de desenvolvimento em relação às fases clínicas de uma ferida supurativa, são seguidos os princípios adequados:

■=> na primeira fase:

o supressão da microflora (incluindo antibioterapia geral)

o estimulação do sistema imunitário

o remoção do exsudado e do tecido necrosado

o melhoria do trofismo dos tecidos e estimulação dos processos anabólicos (terapia vitamínica, bioestimulantes)

o restabelecimento da circulação sanguínea no local da lesão (trental, sermion, etc.)

o utilização de enzimas proteolíticas para aumentar a permeabilidade da membrana a agentes antibacterianos, obter anticoagulação, inibir a colagenase

■=> para a segunda fase:

o prevenir danos na granulação da ferida

o estimulação do crescimento da granulação e da epitelização da ferida o prevenção do desenvolvimento de quelóides

■=> para a terceira fase:

o reabsorção da cicatriz queloide (Phoebes, aloé, vítreo; fisioterapia, esteróides)

Ao resumir brevemente os princípios de desenvolvimento do PRF diretamente nas SORP para o profissional de medicina dentária, devem ser reiterados pontos importantes como estes:

- A superfície da SORP é bastante grande, o que favorece a colonização e a invasão de microrganismos
- Isto deve-se à localização, sob o seu epitélio, de células do sistema imunitário capazes de produzir imunoglobulina A secretora
- A presença da barreira epitelial impede que os antigénios cheguem às células imunitárias que se encontram por baixo dela e, por isso, têm de chegar:

sobre como ultrapassar a barreira

sobre o processamento

o ser apresentado às células do sistema imunitário

A primeira fase visível da inflamação aguda são as alterações hemodinâmicas, mas a vasodilatação é apenas uma parte, porque a injeção local de vasodilatadores não causa inflamação por si só; o aumento da permeabilidade vascular e a acumulação de leucócitos em combinação com quimioatraentes de neutrófilos (incluindo os de origem microbiana) são os momentos mais importantes das fases subsequentes da reação inflamatória, quando surgem acumulações locais extravasadas nos locais de lesão, infeção, estimulação antigénica:

- leucócitos
- células mesenquimatosas
- proteínas plasmáticas
- líquidos

Assim, é parte integrante da defesa do organismo, prevenindo danos adicionais.

Na SORP, como barreira (um dos factores de resistência natural), desempenha um papel importante (incluindo anti-inflamatório):

- secreção segregada pelo aparelho mucocelular das glândulas salivares (contendo lisozima)
- Antagonismo microbiano (associado à presença de um microbiota normal) - inibindo assim um certo número de microrganismos potencialmente patogénicos

Processo inflamatório-reparador - perturbações nociceptivas nas doenças dentárias

Distúrbios nociceptivos nas doenças dentárias

Simultaneamente, a queixa predominante dos pacientes dentários é a dor ou outras sensações nociceptivas das estruturas da cavidade oral (recorde-se que são a caraterística mais importante da pêntada inflamatória de Celsus-Galen). No entanto, a dor também pode ser de natureza não inflamatória - tumores, estiramento de cicatrizes, etc.

Uma vez que a dor será discutida em pormenor em volumes subsequentes em condições patológicas específicas, analisaremos neste volume apenas alguns dos seus aspectos fundamentais, bem como outras sensações nociceptivas que podem ser observadas no processo inflamatório-reparador da SORP.

1042 (FA-346)	Fundamental aspectos	HRP em DESENVOLVIMENTOS ESTOMATOLÓGICOS (nocicepção-antinocicepção)
A relevância do problema da dor?		

A relevância do problema da dor (incluindo na medicina dentária) deve-se ao facto de que aliviar uma pessoa deste sofrimento é a tarefa mais importante de um médico (bem como o seu primeiro dever - salvar a vida do doente).

Quando esta sensação angustiante se torna crónica, há uma desorganização dos sistemas funcionais do organismo, o estado psicofisiológico e as reacções comportamentais alteram-se.

No entanto, ao contrário de outras modalidades sensoriais, é uma função especial que alerta para o perigo, embora seja simultânea:

- protetor
- tem caraterísticas adaptativas
- contém manifestações patológicas

Várias doenças dentárias não são acompanhadas por sensações de dor (periodontite, cáries), ao mesmo tempo que categorias de dor como a dor neuropática e terminal causam uma desintegração significativa do sistema neuroendócrino-imune regulador integral do organismo com o desenvolvimento subsequente de várias condições patológicas.

1043 (FA-347)	Fundamental aspectos	HRP em DESENVOLVIMENTOS ESTOMATOLÓGICOS (nocicepção-antinocicepção)
"Tons" de dor (terminologia)?		

Os aspectos terminológicos da dor serão discutidos em pormenor nas questões das suas categorias e classificações, mas na literatura científica estão descritas mais de 100 tonalidades desta sensação penosa.

1044 (FA-348)	Fundamental aspectos	HRP em DESENVOLVIMENTOS ESTOMATOLÓGICOS (nocicepção-antinocicepção)
Métodos para lidar com a dor?		

O problema da gestão da dor está constantemente a atrair a atenção dos investigadores, tendo sido propostos muitos métodos de controlo da dor, mas:
Não existe um método analgésico universal (tal como não existe um conceito fisiopatológico unificado de dor).

1045 (FA-349)	Fundamental aspectos	HRP em DESENVOLVIMENTOS ESTOMATOLÓGICOS (nocicepção-antinocicepção)
Uma compreensão concetual da dor?		

Porque é que a compreensão concetual da dor está a mudar? Depende das últimas descobertas em neuroanatomia, neurofisiologia, neurofarmacologia e ciências do comportamento humano.

1046 (FA-350)	Fundamental aspectos	HRP em DESENVOLVIMENTOS ESTOMATOLÓGICOS (nocicepção-antinocicepção)
Impulsos nociceptivos?		

Duas questões principais permanecem problemáticas no que respeita à impulsão nociceptiva:

- quando é que esses impulsos deixam de ter significado fisiológico?
- quando se torna dor?

É por esta razão que a questão da forma como a dor é gerida pelos diferentes métodos (farmacológicos e não farmacológicos) continua a ser problemática.

1047 (FA-351)	Fundamental aspectos	HRP em DESENVOLVIMENTOS ESTOMATOLÓGICOS (nocicepção-antinocicepção)
Síndrome da dor?		

Na maioria das formas nosológicas dentárias, a dor é o sintoma mais frequente ou o único sintoma! Aliviar ou eliminar a dor é uma das principais tarefas da medicina dentária.

1048 (FA-352)	Fundamental aspectos	HRP em DESENVOLVIMENTOS ESTOMATOLÓGICOS (nocicepção-antinocicepção)
Manipulação dentária e dor?		

As manipulações dentárias (diagnóstico, tratamento) podem ser acompanhadas de dor.

Ao mesmo tempo, a ideia de que a intensidade da dor pode ser utilizada como critério de adequação do tratamento é errónea.

1049 (FA-353)	Fundamental aspectos	HRP em DESENVOLVIMENTOS ESTOMATOLÓGICOS (nocicepção-antinocicepção)
Adequação da anestesia?		

A anestesia é adequada:

- manipulações dentárias indolores
- estado psicofisiológico normal do paciente
- tolerância às drogas

1050 (FA-354)	Fundamental aspectos	HRP em DESENVOLVIMENTOS ESTOMATOLÓGICOS (nocicepção-antinocicepção)

O "conceito" de dor?

Embora a noção de dor como nocicepção seja considerada a mais lógica, continua a ser fundamentada principalmente a nível experimental, mas clinicamente todas as síndromes de dor são conceitos complexos e, por conseguinte, a investigação relevante deve ser alargada num aspeto fundamental.

1051 (FA-355)	Fundamental aspectos	HRP em DESENVOLVIMENTOS ESTOMATOLÓGICOS (nocicepção-antinocicepção)
A dor como função integradora?		

Na dor, muitos sistemas funcionais do corpo são activados, resultando numa resposta integrativa que envolve:

- consciências
- memórias
- emoções
- resposta autonómica
- resposta somática
- respostas comportamentais

1052 (FA-356)	Fundamental aspectos	HRP em DESENVOLVIMENTOS ESTOMATOLÓGICOS (nocicepção-antinocicepção)
A dor é um processo evolutivo?		

A dor, enquanto processo-tipo, está evolutivamente desenvolvida no organismo, e essa reação ocorre tanto quando os factores nociceptivos são activados como quando os sistemas antinociceptivos estão enfraquecidos.

1053 (FA-357)	Fundamental aspectos	HRP em DESENVOLVIMENTOS ESTOMATOLÓGICOS (nocicepção-antinocicepção)
Classificações da dor?		

Foram propostas muitas classificações da dor.

De acordo com a classificação de R. Schmidt (1985), segundo o CARÁCTER e a LOCALIZAÇÃO, existem diferentes:

- dor visceral (nos órgãos internos)
- dor profunda somática
  - ossos
  - articulações
  - tecido conjuntivo
  - músculos
- dor somática superficial (pele, SORP) primária:
  - realizou-se rapidamente
  - localiza-se facilmente
  - quando o estímulo é removido, ele desaparece
- secundário superficial:
  - realizado lentamente
  - está mal localizado
  - dura muito tempo
  - tem uma cor desagradável

A classificação clínica prática distingue estes tipos de dor:

- picante
- terminal
- neuropático
- crónica
- psicogénico

A caraterização classificatória da dor também inclui:

- Duração:
  - até 4 semanas - aguda

4-12 semanas - subaguda

- mais de 12 semanas - crónica
- localização da irritação/dano:

sobre os nociceptores - dor nocigénica
sobre o sistema nervoso periférico ou central
- dor neurogénica

1054 (FA-358)	Fundamental aspectos	HRP em DESENVOLVIMENTOS ESTOMATOLÓGICOS (nocicepção-antinocicepção)
A dor - como sintoma?		

Não só na inflamação, mas também noutras patologias, a dor

é, na maioria das vezes, um dos sintomas - uma sensação desagradável e experiência emocional relacionada com danos existentes ou potenciais nos tecidos, ou - descrita em termos de tais danos.

1055 (FA-359)	Fundamental aspectos	HRP em DESENVOLVIMENTOS ESTOMATOLÓGICOS (nocicepção-antinocicepção)
Algogénios?		

Os algogénios são factores que provocam a sensação de dor (nociceptiva); entre estes:

<u>exógenas incluem</u>:

- mecânico:
  - compressão
  - secção
  - alongamento
  - bump
  - outros
- físico:

- luz
- som
- temperatura (alta, baixa)
- pressão barométrica (alta, baixa)
- outros

\- química:

- álcalis
- ácidos
- sal
- outros

os endógenos incluem:

- substância P
- cininas
- prostaglandinas
- histamina
- acetilcolina
- outros

Vários nociceptores respondem a estímulos:

- mielinizada (limiar elevado)
  - campos receptivos pequenos
  - velocidade de condução do sinal 20t m/s
  - responder a estímulos mecânicos
- não mielinizada (polimodal):
  - campos receptivos suficientemente grandes
  - velocidade de condução do sinal 0,5-2 m/s
  - reagem a estímulos mecânicos, bem como a estímulos químicos e térmicos

Os algogéneos acumulam-se em resultado da lesão dos tecidos, o que leva a um aumento da sensibilidade dos nociceptores no local da lesão (atividade espontânea, diminuição do limiar de excitação) e a uma maior sensibilização dos nociceptores:

- hiperalgesia - uma sensação de dor pronunciada na
irritação ligeira e dolorosa
- alodinia - sensação de dor com estímulos não dolorosos

A dor é objeto de diferentes tipos de tratamentos:

- sensorial-discriminatória (avaliação da qualidade, intensidade e duração do impacto da dor)

- afetivo-motivacional (forma-se a necessidade de acções para evitar a dor)
- avaliativo-cognitivo (fornecido pelo nível de atenção , ansiedade,

memória, experiência, participação auditiva e visual)

É importante notar que todas as caraterísticas qualitativas da sensação de dor são geneticamente determinadas e são geradas no cérebro, sendo os estímulos periféricos apenas despoletadores não específicos.

1056 (FA-360)	Fundamental aspectos	HRP em DESENVOLVIMENTOS ESTOMATOLÓGICOS (nocicepção-antinocicepção)
Papel do sistema antinociceptivo (informações gerais)?		

A dor também pode ser causada por anomalias no sistema antinociceptivo:

- serotoninérgico
- noradrenérgico
- GABAérgico
- opioidérgico:

o beta-endorfina o meta-encefalina o leu-encefalina o dinorfina

1057 (FA-361)	Fundamental aspectos	HRP em DESENVOLVIMENTOS ESTOMATOLÓGICOS (nocicepção-antinocicepção)
O papel da correlação de informações?		

A violação da relação entre a dor e outras informações aferentes (provenientes de outros tipos de receptores - tácteis, proprioreceptores, etc.) pode também ser uma das causas da síndrome da dor.

1058 (FA-362)	Fundamental aspectos	HRP em DESENVOLVIMENTOS ESTOMATOLÓGICOS (nocicepção-antinocicepção)
A dor como um processo reflexo?		

Enquanto processo reflexo, a dor envolve todos os elos principais do arco reflexo:

■=> receptores

■=> condutores de impulsos

■=> mediadores

■=> formações do cérebro (medula espinal e cérebro)

1059 (FA-363)	Fundamental aspectos	HRP em DESENVOLVIMENTOS ESTOMATOLÓGICOS (nocicepção-antinocicepção)
Teoria da especificidade (Frey)?		

A teoria da especificidade de Frey é a primeira teoria de base científica sobre a essência da dor e, de acordo com os seus princípios, a presença de e é reconhecida:

■=> nociceptores específicos da dor

■=> vias aferentes específicas da dor

1060 (FA-364)	Fundamental aspectos	HRP em DESENVOLVIMENTOS ESTOMATOLÓGICOS (nocicepção-antinocicepção)
Teoria da intensidade (Goldstader)?		

De acordo com a teoria da intensidade de Goldstadter, a presença de receptores especiais da dor não é reconhecida e a principal importância é dada à intensidade do estímulo, em particular quando os mecano- e termorreceptores de baixo limiar são afectados por estímulos com uma intensidade que excede um nível crítico.

1061 (FA-365)	Fundamental aspectos	HRP em DESENVOLVIMENTOS ESTOMATOLÓGICOS (nocicepção-antinocicepção)
A teoria é "unificadora" (Revenko)?		

Esta teoria reconhece a existência de neurónios nociceptivos especializados com axónios C:

■=> exposições de baixa frequência (menos de 2 Hz) são despertadas por estímulos não dolorosos

■=> alta frequência (mais de 2 Hz) são excitados por estímulos dolorosos

1062 (FA-366)	Fundamental aspectos	HRP em DESENVOLVIMENTOS ESTOMATOLÓGICOS (nocicepção-antinocicepção)
Teoria dos padrões (Weddel)?		

De acordo com a teoria dos padrões, todos os tipos de sensibilidade são o resultado de padrões espaciais e temporais de impulsos e, quando os receptores inespecíficos são fortemente estimulados, é produzido um padrão típico de dor.

1063 (FA-367)	Fundamental aspectos	HRP em DESENVOLVIMENTOS ESTOMATOLÓGICOS (nocicepção-antinocicepção)

Propriedades dos nociceptores?

Os nociceptores são caracterizados por:
■=> estas são formações de alto limiar
■=> o seu limiar de excitação é variável
■=> o valor do limiar de sensibilidade depende do localização do recetor

1064 (FA-368)	Fundamental aspectos	HRP em DESENVOLVIMENTOS ESTOMATOLÓGICOS (nocicepção-antinocicepção)
Nociceptores da polpa?		

Os nociceptores da polpa têm um limiar de sensibilidade baixo (tal como a pele, os órgãos genitais externos e o periósteo).

1065 (FA-369)	Fundamental aspectos	HRP em DESENVOLVIMENTOS ESTOMATOLÓGICOS (nocicepção-antinocicepção)
Mecanismo de excitação dos receptores da dor?		

Sob a ação dos algogénios, a permeabilidade da membrana dos receptores da dor aumenta, o que constitui a causa (mecanismo) da sua excitação.

1066 (FA-370)	Fundamental aspectos	HRP em DESENVOLVIMENTOS ESTOMATOLÓGICOS (nocicepção-antinocicepção)

O papel das interconexões das formações do sistema nervoso?

Três entidades interligadas do sistema nervoso (condutores, estruturas subcorticais e corticais do cérebro) estão envolvidas não só na transmissão mas também na formação das sensações de dor.

Existem algumas diferenças no que respeita à condução de impulsos pelas fibras:

- => fibras A-delta - responsáveis pela formação da chamada dor "primária" (velocidade de impulso de 4-30 m/s)
- => fibras C - formam uma dor "secundária" (velocidade de condução do pulso - 0,4-2,0 m/s)
- => as fibras primárias da dor terminam no núcleo cerebral da via trigeminal e na base dos cornos posteriores da medula espinal; a função desta via espinotalâmica é transmitir sinais de sensibilidade à dor e à temperatura
- => exceto a via espinotalâmica (primeiro neurónio

O sistema lemnisco (representado por fibras grossas), o hipotálamo, a formação reticular, o sistema límbico, a zona somatossensorial do córtex cerebral são também importantes na formação da dor.

1067 (FA-371)	Fundamental aspectos	HRP em DESENVOLVIMENTOS ESTOMATOLÓGICOS (nocicepção-antinocicepção)
Mediadores da dor - mecanismos de ação diferentes?		

Os mediadores da dor envolvidos na sua formação, na condução da dor e no controlo da intensidade apresentam certas diferenças a diferentes níveis do sistema nervoso:

- => têm um efeito excitatório ao nível dos receptores:
  - histamina
  - prostaglandinas
  - serotonina
  - acetilcolina
- => aumenta a condução dos impulsos ao nível das aferências primárias

- substância P; inibe: noradrenalina, GABA, glicina, neurotensina, colecistoquinina

■ => a serotonina tem efeitos potenciadores e inibidores

■ => ao nível dos cornos posteriores da medula espinal aumentam a condução dos impulsos:

o glutamato

o Substância P

o colecistoquinina

o neurotensina

inibição: o encefalina o acetilcolina o GABA

o serotonina

o dopamina

o noradrenalina

Assim, alguns mediadores podem atuar a diferentes níveis do sistema nervoso (serotonina, GABA, substância P, etc.).

1068 (FA-372)	Fundamental aspectos	HRP em DESENVOLVIMENTOS ESTOMATOLÓGICOS (nocicepção-antinocicepção)
Estruturas do sistema antinociceptivo?		

As estruturas do sistema antinociceptivo têm os seus próprios mecanismos distintivos (morfológicos, bioquímicos, físicos) e o seu funcionamento exige um fluxo constante de informações aferentes.

Os elementos de controlo deste sistema são representados por:

o a nível segmentar

o a nível central

o por mecanismos humorais

1069 (FA-373)	Fundamental aspectos	HRP em DESENVOLVIMENTOS ESTOMATOLÓGICOS (nocicepção-antinocicepção)
Mecanismos de analgesia opiácea - informações gerais?		

Para além do que foi dito anteriormente sobre os opiáceos, convém sublinhar que estes compostos (encefalinas e endorfinas) são formados pela degradação de uma fonte comum (a hormona hipofisária beta-lipotropina).

As endorfinas são mais localizadas e estão contidas principalmente no hipotálamo, sendo libertadas no plasma sanguíneo e no líquido cefalorraquidiano apenas quando necessário, contactando depois os seus receptores localizados a diferentes níveis do sistema nociceptivo (incluindo os receptores periféricos).

As encefalinas estão mais amplamente localizadas no SNC:

- nos cornos posteriores da medula espinal
- na formação reticular
- nos núcleos hipotalâmicos
- no córtex frontal dos grandes hemisférios cerebrais.

Ao contrário das endorfinas, não se ligam aos seus receptores através do sangue ou do líquor, mas diretamente (localmente).

1070 (FA-374)	Fundamental aspectos	HRP em DESENVOLVIMENTOS ESTOMATOLÓGICOS (nocicepção-antinocicepção)
Os mecanismos de analgesia são adrenérgicos?		

Os mecanismos adrenérgicos da anestesia são realizados pela norepinefrina, dopamina e serotonina. Com a ajuda da noradrenalina:

- inibe a condução dos impulsos de dor ao nível da medula espinal, do tronco cerebral e da formação reticular
- Ativação de estruturas adrenérgicas centrais e formação de analgesia

com supressão de manifestações emocionais-comportamentais e hemodinâmicas sob forte influência da dor

- a ativação do sistema simpatoadrenal e a mobilização das hormonas trópicas ocorrem quando é aplicada uma resposta ao stress

1071 (FA-375)	Fundamental aspectos	HRP em DESENVOLVIMENTOS ESTOMATOLÓGICOS (nocicepção-antinocicepção)
Mecanismos de alívio da dor - outros produtos hormonais?		

100-1000 vezes mais fortes do que as cefalinas têm um efeito analgésico:

■=> vasopressina

■=> angiotensina

■=> oxitocina

■=> somatostatina ■=> neurotensina

1072 (FA-376)	Fundamental aspectos	HRP em DESENVOLVIMENTOS ESTOMATOLÓGICOS (nocicepção-antinocicepção)
Os mecanismos de analgesia são serotoninérgicos?		

A participação do sistema serotoninérgico na analgesia é comprovada (indiretamente!) pelo fenómeno da cefaleia serotoninérgica, antes do início da qual se observa uma vasoconstrição devido a um excesso de serotonina no plasma sanguíneo. A serotonina é em seguida excretada na urina (sob uma forma alterada) e decomposta. Depois disso, o seu nível diminui também nas estruturas cerebrais.

1073 (FA-377)	Fundamental aspectos	HRP em DESENVOLVIMENTOS ESTOMATOLÓGICOS (nocicepção-antinocicepção)
Os mecanismos de analgesia são colinérgicos?		

A acumulação de acetilcolina ativa o sistema colinérgico, aumentando assim a analgesia da morfina. É também possível que a acetilcolina estimule a libertação de péptidos opióides através da ligação aos colinorreceptores M.

1074 (FA-378)	Fundamental aspectos	HRP em DESENVOLVIMENTOS ESTOMATOLÓGICOS (nocicepção-antinocicepção)
Os mecanismos de analgesia são GABAérgicos?		

O ácido gama-aminobutírico (GABA) inibe respostas emocionais e comportamentais à dor, assegurando assim a adaptação ao stress da dor.

Medicamentos GABA-positivos (baclofeno, depakine) potenciam os efeitos dos analgésicos narcóticos.

1075 (FA-379)	Fundamental aspectos	HRP em DESENVOLVIMENTOS ESTOMATOLÓGICOS (nocicepção-antinocicepção)
Categorias de dor - informações gerais?		

Na prática dentária, as principais categorias clínicas de dor incluem:

■=> aguda

■=> pós-operatório
■=> neuropático
■=> terminal
■=> crónica
■=> psicogénico

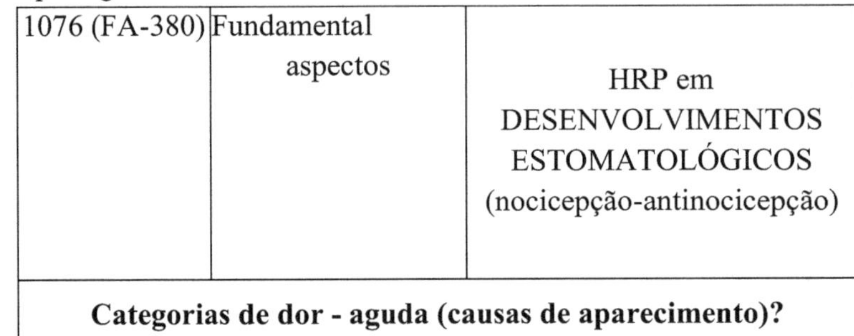

1076 (FA-380)	Fundamental aspectos	HRP em DESENVOLVIMENTOS ESTOMATOLÓGICOS (nocicepção-antinocicepção)
Categorias de dor - aguda (causas de aparecimento)?		

As causas da dor aguda são:

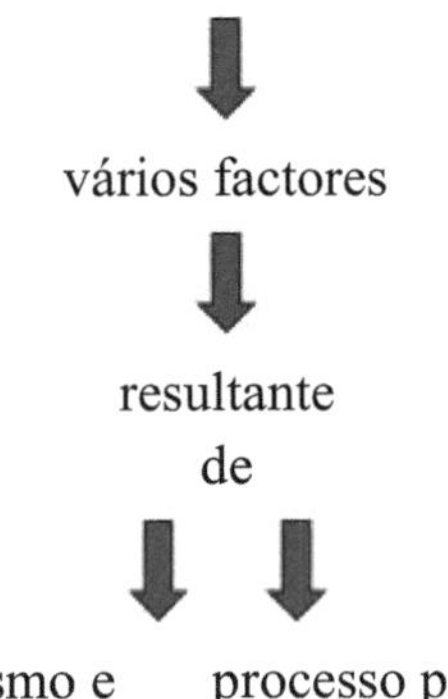

vários factores

resultante de

traumatismo e processo patológico

1077 (FA-381)	Fundamental aspectos	HRP em DESENVOLVIMENTOS ESTOMATOLÓGICOS (nocicepção-antinocicepção)
Categorias de dor - aguda (mecanismo de início)?		

Um dos mecanismos da dor aguda é a <u>excitação dos nociceptores</u>:
■=> isto leva à formação de impulsos de electrões
■=> os impulsos ao longo das vias condutoras chegam ao córtex cérebro

1078 (FA-382)	Fundamental aspectos	HRP em DESENVOLVIMENTOS ESTOMATOLÓGICOS (nocicepção-antinocicepção)
Categorias de dor - aguda (sentido)?		

O significado da dor aguda na sua utilidade biológica:
■=> previne a ameaça de danos nos tecidos
■=> é um dos factores de resposta ao stress

1079 (FA-383)	Fundamental aspectos	HRP em DESENVOLVIMENTOS ESTOMATOLÓGICOS (nocicepção-antinocicepção)
Categorias de dor - aguda (caraterísticas)?		

As caraterísticas da dor aguda são:
esperar que a dor ocorra ou desapareça
aumento da perceção da dor com ansiedade
autocontrolo

1080 (FA-384)	Fundamental aspectos	HRP em DESENVOLVIMENTOS ESTOMATOLÓGICOS (nocicepção-antinocicepção)
Categorias de dor - aguda (intervenções eficazes)?		

As intervenções eficazes de base patogénica para a dor aguda são:
Anti-inflamatórios não esteróides e esteróides
anestésicos locais

ansiolíticos
analgésicos narcóticos
Os métodos psicológicos só podem ser de pouca ajuda.

1081 (FA-385)	Fundamental aspectos	HRP em DESENVOLVIMENTOS ESTOMATOLÓGICOS (nocicepção-antinocicepção)
Categorias de dor - aguda (pulpite - patogénese)?		

O síndroma da dor da pulpite é um exemplo vivo de dor aguda. As causas patogénicas da sua ocorrência são:

alteração dos componentes da pasta
efeitos de substâncias biologicamente activas isoladas
exposição ao exsudado
hipoxia da polpa
acidose
diminuição da atividade dos fagócitos

1082 (FA-386)	Fundamental aspectos	HRP em DESENVOLVIMENTOS ESTOMATOLÓGICOS (nocicepção-antinocicepção)
Categorias de dor - aguda (pulpite - uma caraterística da inflamação)?		

A reação inflamatória na pulpite tem as suas próprias particularidades:

o espaço em que o edema se desenvolve
- fechado
- rodeado por tecido duro ósseo ou dentina

qualquer aumento de pressão na câmara pulpar é acompanhado por uma síndrome de dor pronunciada
as alterações metabólicas podem agravar a dor

1083 (FA-387)	Fundamental aspectos	HRP em DESENVOLVIMENTOS ESTOMATOLÓGICOS (nocicepção-antinocicepção)
Categorias de dor - aguda (pulpite - tratamento patogénico)?		

Tendo em conta as caraterísticas patogénicas da pulpite, é aconselhável prescrever medicamentos que inibam a síntese de substâncias biologicamente activas que levam ao desenvolvimento de inflamação no local da lesão (prostaglandinas, etc.).

A utilização de medicamentos que bloqueiam a condução de impulsos ao longo do tronco nervoso é ineficaz, uma vez que a dor na pulpite irradia ao longo dos ramos do nervo trigémeo - a partir de receptores nas terminações nervosas da polpa ao longo do nervo maxilar e mandibular, e ao longo da via espinotalâmica os impulsos de dor atingem as áreas correspondentes do córtex dos hemisférios cerebrais.

1084 (FA-388)	Fundamental aspectos	HRP em DESENVOLVIMENTOS ESTOMATOLÓGICOS (nocicepção-antinocicepção)
Categorias de dor - pós-operatório (informações gerais)?		

As peculiaridades da dor pós-operatória consistem em:

dor na "ferida" (na zona da lesão)

dor de cabeça

preocupações

podem ocorrer náuseas com alguns tipos de medicamentos, vómitos, etc.

1085 (FA-389)	Fundamental aspectos	HRP em DESENVOLVIMENTOS ESTOMATOLÓGICOS (nocicepção-antinocicepção)
Categorias de dor - pós-operatória (reacções autónomas)?		

Na dor pós-operatória, podem desenvolver-se as chamadas "reacções autonómicas", que podem levar a complicações e impedir a realização dos procedimentos necessários (em particular - fisioterapia).

1086 (FA-390)	Fundamental aspectos	HRP em DESENVOLVIMENTOS ESTOMATOLÓGICOS (nocicepção-antinocicepção)
Categorias de dor - pós-operatório (mecanismos de desenvolvimento)?		

Os mecanismos de desenvolvimento desta dor são:

danos em várias estruturas dos tecidos

ativação das aferências cutâneas e musculares (por corte e tração)

Mais adiante, a dor muscular (devido ao espasmo reflexo persistente) desempenha um papel importante.

Assim, é possível observar uma combinação de mecanismos de formação da dor pós-operatória.

1087 (FA-391)	Fundamental aspectos	HRP em DESENVOLVIMENTOS ESTOMATOLÓGICOS (nocicepção-antinocicepção)

Categorias de dor - pós-operatório (tratamento patogénico)?

A redução da influência dos vários componentes da dor pós-operatória e a gestão dos factores que podem aumentar a resposta à mesma (ansiedade, depressão) são as principais áreas de tratamento desta síndrome de dor. Deve ser efectuado:

bloqueio dos nociceptores (tópico)

Bloqueio condutivo (com anestésicos locais)

bloqueio espinal

terapia anti-inflamatória

antinocicepção central (se necessário)

1088 (FA-392)	Fundamental aspectos	HRP em DESENVOLVIMENTOS ESTOMATOLÓGICOS (nocicepção-antinocicepção)
Categorias de dor - neuropática (informações gerais)?		

Entre as caraterísticas comuns da dor neuropática estão:

falta de viabilidade biológica

Falta de uma definição clara de lesão neurológica

mecanismos pouco estudados:

nociceptivo

condutor

défices sensoriais-anatómicos

inibições

efeitos psicológicos adversos

1089 (FA-393)	Fundamental aspectos	HRP em DESENVOLVIMENTOS ESTOMATOLÓGICOS (nocicepção-antinocicepção)

Categorias de dor - neuropática (indução da dor)?

O desenvolvimento da chamada "indução da dor" na lesão do nervo periférico pode desempenhar um papel importante:
disfunção nervosa - "desencadeamento da dor".
geração de impulsos ectópicos por nervos mecanicamente sensíveis
"Cross-talk" entre fibras nervosas (pequenas e grandes)
alterações no processamento da informação (nas estruturas centrais do cérebro)

1090 (FA-394)	Fundamental aspectos	HRP em DESENVOLVIMENTOS ESTOMATOLÓGICOS (nocicepção-antinocicepção)
Categorias de dor - neuropática (principais diferenças)?		

As diferenças entre estas dores e as outras são :
a estimulação nociceptiva é intermitente
ineficácia das medidas antinociceptivas convencionais
A questão da eficácia é discutível:
bloqueios nervosos
a utilização de opiáceos, ansiolíticos, anticonvulsivos
a utilização de antidepressivos é considerada como terapia adjuvante

1091 (FA-395)	Fundamental aspectos	HRP em DESENVOLVIMENTOS ESTOMATOLÓGICOS (nocicepção-antinocicepção)
Categorias de dor - neuropática (nevralgia do trigémeo)?		

A nevralgia do trigémeo é um exemplo de dor neuropática. Os mecanismos distintivos do seu desenvolvimento são:
desmielinização das fibras da raiz sensorial à entrada do tronco cerebral,

associada à atrofia e morte das células formadoras de mielina - o mecanismo de desencadeamento

As razões para este processo podem ser diferentes:

- => inflamação
- => traumatismo (com alterações ósseas subsequentes)
- => extirpação (de dentes, quistos, fístulas)
- => cirurgias (maxilar e seio maxilar)
- => processo tumoral
- => compressão prolongada por um vaso pulsante

Caraterísticas das fibras desmielinizadas:

- => muito sensível (a vários agentes)
- => têm atividade espontânea ("paroxismo de dor")
- => criar "sinapses artificiais" e "curto-circuitos" (nos pontos de contacto entre si)

os "voleios" espontâneos ocorrem porque:

- => a permeabilidade das membranas neuronais é perturbada.
- => o gradiente de potássio diminui
- => ocorre a despolarização, iniciando a descargas repetidas

As "sinapses artificiais" no trajeto entre o tronco cerebral e o gânglio determinam o retorno dos impulsos de descarga ao tronco cerebral e a sua resposta sob a forma de aumentos repetidos da descarga; esta reação em cadeia resulta no desenvolvimento de dores muito fortes, que só param após o "esgotamento" dos neurónios do tronco cerebral

1092 (FA-396)	Fundamental aspectos	HRP em DESENVOLVIMENTOS ESTOMATOLÓGICOS (nocicepção-antinocicepção)
Categorias de dor - neuropática (neurite do trigémeo)?		

As diferenças de dor na neurite do trigémeo são:

a sua natureza é permanente

Esta dor é pior quando se abre a boca (aguda), quando se come (dura).

manifesta-se hipoestesia na zona de inervação (todos os tipos de sensibilidade), incluindo parestesias e dormência das gengivas, dentes, lábios e queixo.

em casos de evolução semelhante a uma convulsão - não se observam espasmos faciais e convulsões

a neurite não desaparece definitivamente (após uma convulsão).

Na prática dentária, as causas da neurite do trigémeo podem ser:

extração de dentes complexos

periodontite crónica da mandíbula

Intervenções cirúrgicas (fracturas mandibulares, odontoma, quistos odontogénicos)

lesão do nervo durante a anestesia (condução)

compressão do material de preenchimento do nervo alveolar inferior, fragmento de raiz do dente, fratura óssea, etc.

Também pode ser causada por um estreitamento dos canais ósseos por onde passam os ramos do nervo trigémeo:

Adquirida (processos inflamatórios crónicos dos dentes, maxilar, seios nasais)

congénita

Assim, os mecanismos patogénicos desta afeção podem ser diferentes:

inflamatório

degenerativo

esclerótica

compressão

Provocam alterações tóxicas, metabólicas e vasculares no nervo.

1093 (FA-397)	Fundamental aspectos	HRP em DESENVOLVIMENTOS ESTOMATOLÓGICOS (nocicepção-antinocicepção)
Categorias de dor - neuropática (dor fantasma)?		

A dor num membro inexistente (após amputação) (o chamado "PHANTOM") é explicada pelo facto de, em resultado da transecção de grandes troncos nervosos, o fluxo de impulsos (através de fibras espessas) para os neurónios T ser reduzido, o que pode levar à excitação mesmo de um sinal sublimiar.

1094 (FA-398)	Fundamental aspectos	HRP em DESENVOLVIMENTOS ESTOMATOLÓGICOS (nocicepção-antinocicepção)
Categorias de dor - neuropática (causalgia)?		

Se a travessia de um grande nervo somático foi incompleta e as fibras grossas foram afectadas, ocorre hiperreactividade dos neurónios T porque a influência inibitória da formação gelatinosa é reduzida, resultando em dor "severa". Esta pode ser intensificada mesmo por estímulos menores (tácteis, sonoros, etc.).

1095 (FA-399)	Fundamental aspectos	HRP em DESENVOLVIMENTOS ESTOMATOLÓGICOS (nocicepção-antinocicepção)
Categorias de dor - neuropática (glossalgia)?		

Ao que foi dito anteriormente sobre a glossalgia nos volumes anteriores desta enciclopédia, deve ser acrescentado que esta categoria de dor neuropática é polietiológica (observada em patologias do sistema nervoso central, do sistema cardiovascular e do trato gastrointestinal).

Entre as doenças dentárias, pode observar-se em:

neurite e nevralgia do trigémeo

lesão traumática do nervo alveolar inferior

traumatismo da língua

outros factores locais

A parestesia clinicamente observada (menos frequentemente - dor) pode ser explicada pelo facto de que, como resultado da excitação dos condutores nervosos da língua e SORP, os impulsos ao nível da formação reticular do cérebro não são bloqueados, mas são realizados sob a forma de parestesias. Esta situação desenvolve-se normalmente no contexto de perturbações funcionais do SNC.

Nesta patologia, podem ser observados os fenómenos de irritação e de perturbações tróficas.

A irritação pode manifestar-se:

parestesias numa metade da língua ou nos 2/3 anteriores da língua, consoante as fibras do nervo lingual (ramo lingual).

Parestesias no 1/3 posterior da língua e no SORP, dependendo da lesão do nervo trigémeo Quando predomina o tónus do sistema nervoso simpático, podem ocorrer alterações tróficas persistentes da língua e do SORP.

É possível que as perturbações funcionais do sistema antinociceptivo desempenhem um papel na patogénese da glossalgia.

1096 (FA-400)	Fundamental aspectos	HRP em DESENVOLVIMENTOS ESTOMATOLÓGICOS (nocicepção-antinocicepção)
Categorias de dor - projectivas (informação geral)?		

Em caso de traumatismo, compressão ou nevralgia de certos nervos (incluindo os nervos faciais), pode ocorrer a chamada "dor de projeção", que é causada pela propagação da excitação tanto no SNC como na periferia (na área de inervação do nervo sensível).

1097 (FA-401)	Fundamental aspectos	HRP em DESENVOLVIMENTOS ESTOMATOLÓGICOS (nocicepção-antinocicepção)
Categorias de dor - projectivas (diagnóstico diferencial)?		

A dor projectiva deve ser diferenciada da chamada dor "reflectida", quando, em resultado da ligação das aferências da pele e dos órgãos internos aos mesmos neurónios do corno posterior da medula espinal (início do trato espinotalâmico), os impulsos se propagam aos dermátomos correspondentes.

1098 (FA-402)	Fundamental aspectos	HRP em DESENVOLVIMENTOS ESTOMATOLÓGICOS (nocicepção-antinocicepção)
Categorias de dor - dor de projeção (síndrome do túnel)?		

A chamada síndrome do "túnel" desenvolve-se quando um nervo periférico é comprimido e ocorre um bloqueio seletivo da condução de impulsos ao longo das fibras nervosas mielinizadas, sem afetar as aferentes primárias não mielinizadas. A resposta de dor dos neurónios aumenta devido à atividade das aferentes não mielinizadas e à remoção da influência inibitória - mielinizadas.

1099 (FA-403)	Fundamental aspectos	HRP em DESENVOLVIMENTOS ESTOMATOLÓGICOS (nocicepção-antinocicepção)
Categorias de dor - terminal (informações gerais)?		

A dor grave e constante (terminal) é observada em:
Doenças oncológicas (fase terminal)
esclerodermia
neuropatias
doenças vasculares
SIDA

1100 (FA-404)	Fundamental aspectos	HRP em DESENVOLVIMENTOS ESTOMATOLÓGICOS (nocicepção-antinocicepção)

Categorias de dor - terminal (causas subjacentes)?

As principais causas desta dor são:

patogénico:

- o diretamente no órgão afetado (necrose, infeção, ulceração)
- o invasão do tumor (no osso e periósteo, troncos nervosos)
- o oclusão de vasos (sanguíneos, linfáticos)
- o obstrução de um órgão (ducto)

iatrogénica:

- o quimioterapia
- o radioterapia
- o dor pós-operatória
- o dor na cicatriz

outras razões

- o distrofia reflexa simpática
- o telhas

1101 (FA-405)	Fundamental aspectos	HRP em DESENVOLVIMENTOS ESTOMATOLÓGICOS (nocicepção-antinocicepção)
Categorias de dor - terminal (caraterísticas distintivas)?		

As caraterísticas da dor terminal são:

■=> alarme
■=> depressão
■=> irritação
■=> perda de sono
■=> medo
■=> a consciência da morte iminente.

1102 (FA-406)	Fundamental aspectos	HRP em DESENVOLVIMENTOS ESTOMATOLÓGICOS (nocicepção-antinocicepção)
Categorias de dor - terminal (gestão)?		

As caraterísticas patogénicas acima mencionadas e as caraterísticas distintivas da dor terminal ditam a necessidade de utilizar não só medicamentos anti-inflamatórios, bloqueios neuronais, ansiolíticos, mas também medicamentos narcóticos.
analgésicos e antidepressivos.

1103 (FA-407)	Fundamental aspectos	HRP em DESENVOLVIMENTOS ESTOMATOLÓGICOS (nocicepção-antinocicepção)
Categorias de dor - crónica?		

Ao definir a dor como "crónica", tanto a duração da síndrome da dor como as caraterísticas da dor, tais como

■=> relação predominante com as respostas comportamentais

■=> presença de reacções psicológicas (neurose, psicose, outras)

A este respeito, os analgésicos narcóticos e os anti-inflamatórios estão contra-indicados , e
os antidepressivos são utilizados como adjuvantes.

1104 (FA-408)	Fundamental aspectos	HRP em DESENVOLVIMENTOS ESTOMATOLÓGICOS (nocicepção-antinocicepção)
Categorias de dor - psicogénicas?		

Este tipo de dor também é possível nas consultas de medicina dentária, mas o diagnóstico de "dor psicogénica" só é estabelecido após uma aconselhamento psiquiátrico, e o psiquiatra determina o plano de tratamento do paciente.

Assim, para definir melhor os princípios da gestão da dor para os diferentes tipos de síndrome de dor, os níveis de controlo da dor devem ser claramente compreendidos.

O controlo segmentar caracteriza-se por:

é efectuada ao nível dos cornos posteriores da medula espinal

As células T (transmissão) da substância gelatinosa inibem os neurónios condutores de dor; este é o chamado "princípio do portão" quando:

o se a impulsão da dor for conduzida predominantemente ao longo de fibras grossas (sistema lemnisco), os neurónios da substância gelatinosa são excitados e inibem a atividade das células T (a dor é suprimida)

o se a impulsão da dor for principalmente através de fibras finas (sistema anterolateral), os neurónios da substância gelatinosa são torcidos e a sua influência sobre as células T é inibida (a dor aumenta)

O equilíbrio entre a ativação das fibras grossas e finas permite a perceção da intensidade da dor

O controlo NADSEGMENTAR caracteriza-se pela influência na espinal medula de várias estruturas subcorticais do cérebro (hipotálamo, sutura do tronco cerebral, etc.), bem como pelo controlo da zona somatossensorial do córtex dos hemisférios cerebrais.

LITERATURA

ESPECIAL

1. Busygina M.V. Diseases of teeth and mucous membrane of the oral cavity (Doenças dos dentes e da membrana mucosa da cavidade oral). - Moscovo: Medicina, 1967. - 342 c.
2. Grishanin G.G. Stress in stomatology. - Kh.: Caravella, 1998. - 168 c.
3. Dolgikh V.T., Matusov I.E., Chesnokov V.I., Solodnikov N.N., Taran N.I., Korpacheva O.V. Clinical pathophysiology for stomatologist. Editado pelo Prof. V.T. Dolgikh. - Moscovo: Livro Médico, N. Novgorod: Izd-vo NGMA, 2000. - 200 c.
4. Limanskiy Y.P. Physiology of pain (Fisiologia da dor). - Kiev, 1986. - 93 c.
5. Feridas e infeção de feridas. Manual para médicos / Editado por M.I. Kuzin, V.M. Kostyuchenko. - Moscovo: Medicina, 1990. - 592 c.
6. Manual de estomatologia terapêutica / Sob ed. geral do Prof. A.I. Evdokimov. - Moscovo: Medicina, 1967. - 572 c.
7. Fedorov Y.A., Volodkina V.V. Tratamento da hiperestesia sistémica da dentina na doença periodontal. Carta metódica. - Odessa, 1967. - 14 c.

ADICIONAL

1. Adaskiewicz V. P. Doenças da pele e doenças venéreas. - 2ª ed. / V . P. Adaskevich, V. M. Kozin. - Moscovo: Literatura Médica, 2009. - C. 120-137.
2. Aiziatulov R. F. F. Doenças cutâneas pustulosas / R. F. Aiziatulov // Journal of Dermatovenerology and Cosmetology named after N. A. Torsuev. N. A. Torsuev. - 2003. - № 1-2. - C. 56-71.
3. Aiziatulov Y. F. Normas de diagnóstico e tratamento em dermatovenerologia / Y. F. Aiziatulov. - Donetsk: Kashtan, 2010. - 560 c.
4. Andrashko Yu. V. Avaliação da eficácia do medicamento Fuziderm em infecções cutâneas pustulares e acne / Yu. V. Andrashko, O. M. Galagurich // Ktshchna immunologiya. Alergolopa. 1nfektolopia. - 2007. - № 1. - C. 71-72.
5. Terapia antibacteriana: um guia prático / editado por L.S. Strachunsky, Y.B. Belousov, S.N. Kozlov. - Moscovo, 2000. - 191 c.
6. Medicamentos antibacterianos na prática clínica: um guia / Editado por S. N. Kozlov, R.S. Kozlov. N. Kozlov, R.S. Kozlov. - Moscovo: GEOTAR-Media, 2010. - 232 c.
7. Resistência aos antibióticos de Streptococcus pyogenes na Rússia:

resultados do estudo prospetivo multicêntrico PEGAS-1 / R. S. Kozlov, O. V. Sivaya, K. V. Shpynev, E. D. Agapova [et al] // Clinical Microbiology and Antimicrobial Chemotherapy. - 2002. - № 4 (2). - C. 154-67.

8. Ataman O. V. Fisiologia patológica em perguntas e respostas: livro didático / O. V. Ataman - 4ª edição, estereótipo. - Vshnitsa: Nova Kniga, 2010. - 512 c.

9. Buxton P. K. Dermatologia / P. K. Buxton. - Moscovo: Binom, 2005. - C. 118-122.

10. Belova O. V. V. Função imunológica da pele e sistema neuroimunocutâneo / O.V. Belova, V.Y. Arion // Alergologia e Imunologia. - 2006. - T. 7, № 4. - C. 492-497.

11. Belousova, T. A. Princípios modernos da terapia externa de dermatoses inflamatórias / T. A. Belousova // Russian Medical Journal. - 2008. - № 8. - C. 547-551.

12. Belkova Yu. A. Fusidic acid in modern clinical practice (Literature review) / Yu. A. Belkova // Clinical microbiology and antimicrobial chemotherapy. - 2001. - № 4. - C. 324-338.

13. Belyaev G. M. M. Stress, adaptação, psoríase, planeamento da investigação científica sobre o problema desta doença / G. M. Belyaev // Dermatolopia ta venerolopia. - 2002. - № 2 (16). - C. 11-14.

14. Byozorov O. P. Deteção da enteropatia do glúten na psoríase, alergodermatose e clamisquíase urogenital / O. P. Byozorov // Dermatolopya ta venerolopia. - 2004. - № 2 (24). - C. 29-33.

15. Indicadores bioquímicos em normas e patologia / ed. por O. Y. Sklyarov. - Kyiv: Medicina, 2007. - 318 c.

16. Bolotna L. A. Secura de shmri: causas e mecânica de desenvolvimento, a possibilidade de cosméticos lzhuvalnoe / L. A. Bolotna // Dermatolopia ta venerolopia. - 2008. - № 2 (40). - C. 12-17.

17. Bondarenko G. M. Etupatogénese da doença de Reiter: estado atual do problema / G. M. Bondarenko // Dermatolopia ta venereolopia. - 2004. - № 2 (24). - C. 73-80.

18. Burova S. V. Diagnóstico de doenças infecciosas. Parte 1. Métodos clínicos, clínico-laboratoriais e instrumentais / S. V. Burova, M. P. Onukhova, T. Y. Chernobrovkina // International Medical Journal. - 2009. - T. 15, № 1 (57). - C. 127-130.

19. Burova S. V. Diagnóstico de doenças infecciosas. Parte 2.
Métodos especiais de laboratório / S. V. Burova, M. P. Burova.
Onukhova, T. Y. Chernobrovkina // Métodos clínicos, laboratoriais e

instrumentais International Medical Journal. - 2009. - T. 15, № 2 (58). - C. 113-121.
20. VaryushinaE .A. Estudar os mecanismos do sistema local de efeito imunoestimulante da interleucina-1 in. Aumento da atividade funcional dos granulócitos neutrófilos humanos no foco da inflamação sob a influência da interleucina-1 in / *E. A.* Varyushina, V. G. Konusova, A. S. Simbirtsev [et al.] // Immunology. - 2000. - № 3. - C. 18-22.
21. Volkova E. N. Para o problema da imunopatogénese das doenças cutâneas pustulares / E. N. Volkova Yu. N. Para o problema da imunopatogénese das doenças cutâneas pustulares / E. N. Volkova, Y. S. Butov, S. G. Morozov // Vestnik dermatologii i venerologii. - 2004. - № 1. - C. 20-22.
22. Volkoslawska V. M. Estado das dermatoses na Ucrânia em 20 anos após o acidente no acidente de Chernobyl / V. M. Volkoslawska, O. L. Gugnev, N. O. Chyna // Dermatolopia ta venereolol. - 2009. - № 3 (45). - C. 67-74.
23. Histologia (introdução à patologia) / Editado por E.G. Ulumbekov, Yu.A. Chelyshev. - Moscovo: GEOTAR MEDICINE, 2005. - 960c.
24. Histopatologia e caraterísticas clínicas das dermatoses / G.S. Tseraidis, V.P. Fedotov, A.D. Dyudyun, V.A. Tumansky. - Dnepropetrovsk; Kharkov; Zaporozhye, 2004. - 536 c.
25. Glukhenky B. T. Pustular skin diseases / B. T. Glukhenky, V. V. Dilektorsky, R. F. Fedorovskaya. - Kiev: Zdorov'ya, 1983. - 136 c.
26. Glukhenkiy B. T. Tratamento de pacientes com lesões dermatológicas e superficiais de pele lisa com preparações de uma nova geração / B. T. Glukhenkiy, A. B. Glukhenka // Jornal Ucraniano de Dermatologia, Venereologia, Cosmetologia - 2004. - № 4. - C. 50-52.
27. Goldina O. A. Pyolysin pomada - um agente eficaz para a monoterapia de lesões cutâneas / O. A . Goldina, Yu . V. Gorbachevsky // Poliklinika. - 2009. - №2. - C.84 - 87.
28. Gridasova V. D. Experiência de utilização do medicamento gatifloxacina (gatibact) no tratamento da piodermite / V. D. Gridasova, Z. F. Krivenko // Journal of Dermatovenerology and Cosmetology iM. M. O. Torsueva. - 2006. - № 1-2(12). - C. 222-223.
29. Guchev I. A. Rational antimicrobial chemotherapy of skin and soft tissue infections / I. A. Guchev, S. V. Sidorenko, V. N. Frantsuzov // Antibiotics and Chemotherapy. - 2003. - № 48 (10). - C. 25-31.
30. Dehnich A. V. V. Epidemiologia da resistência aos antibióticos de

estirpes nosocomiais de Staphylococcus aureus na Rússia: resultados de um estudo multicêntrico / A. V. Dehnich, I. A. Eldelstein, A. D. Narezkina [et al] // Clinical Microbiology and Antimicrobial Chemotherapy. - 2002. - № 4. - C. 325-336.
31. Dorozhenok I. Yu. Perturbações mentais provocadas por dermatoses crónicas: espetro clínico / I. Yu. Dorozhenok, A. N. Lvov // Vestnik dermatologii i venerologii. - 2009. - № 4. - C. 35-41.
32. Drannik G. N. Imunologia clínica e alergologia: um manual para estudantes, estagiários, imunologistas, alergologistas, médicos de todas as especialidades / G. N. Drannik. - Kiev: Polygraph Plus LLC, 2010. - 552 c.
33. Dudchenko M. O. Factores deam no impacto dos intervalos de ultrafulet na largura do bronzeado em prichyaynymi sonyachnyachnogo e bronzeamento de peças / M. O. Dudchenko, K. V. Vasilieva, L. Yu Levchenko // Actas da conferência científica "Doenças e peculiaridades de idade do shmri, 1h determshovashstvo genético". -Conferência "Doenças e caraterísticas específicas da idade da shmri, 1h genética determshovashstvo". - Kyiv, 2003. - C. 32-33.
34. Dyudyun A. D. Experiência no tratamento de infecções bacterianas da pele com "Floxium" / A. D. Dyudyun. D. Experiência no tratamento de infecções bacterianas da pele com o medicamento "Floxium" / A. D. Dyudyun, N. S. Kolyada, L. A. Pogrebnyak [et al.] // Ukrashskiy Zhurnal Dermatologii, Venerologii, Kosmetologii. - 2007. - № 3. - C. 61-64.
35. Dyudyun A. D. D. Avaliação da eficácia do tratamento de pioderma com o uso de Fusiderm / A. D. Dyudyun, N. N. Polion, N. D. Getala // Ukrashskiy jurnal dermatologii, venerologii, kosmetologii - 2006. - № 3. - C. 38-40.
36. DyudyunA . D. Fusiderm B no tratamento de pacientes Alergodermatoses e dermatoses com a presença de infeção bacteriana / A. D. Dyudyun, N. N. Polion // Ukrashchy Journal of Dermatology, Venereology, Cosmetology - 2006. - № 4. - C. 4245.
37. Diretrizes europeias para o tratamento de doenças dermatológicas: per. do inglês / ed. por A.D. Katsambasa, T.M. Lotti; per. do inglês - Moscovo: MEDpress-Inform, 2008. - 736 c.
38. Elisyutina O. G. Papel do Staphylococcus aureus na patogénese Derm atite atópica / O. G. Elisyutina, E. S. Fedenko // Russian Allergological Journal. - 2004. - № 1. - C. 1722.
39. Ershov F. I. Interferões e seus indutores (das moléculas aos medicamentos) / F. I. Ershov, O. I. Kiselev. - Moscovo: GOETAR-Media,

2005. - 368 c.
40. Poluição atmosférica e incidência de alergodermatoses nas regiões secas e áridas da Ucrânia / I. I. I. Mavrov, V. M. Volkoslavska, O. L. Gutnev, O. I. Denisenko // Doenças e caraterísticas específicas da população por idade, ix determinabilidade genética: conferência científica e prática, 2003: teses dos suplementos. - Kshv, 2003. - C. 66-69.
41. Zaichenko O. I. Experiência da utilização do creme "Argosulfan" para o tratamento de chodermas e dermatoses erosivas / O. I. Zaichenko. Zaichenko, A. A. Homik, K. F. Vashchenko // Jornal Ucraniano de Dermatologia, Venereologia, Cosmetologia. - 2010. - № 1. - C. 37-38.
42. Zinchenko O. B. Influência de preparações antibacterianas e meios para melhorar a circulação sanguínea periférica em processos necróticos de úlcera em pacientes com síndrome do pé diabético. Resumo da dissertação ...Candidato de ciências médicas, Volgograd. - 2006. - 21c.
43. Imunologia / D. Mail, J. Brostoff, D.B. Roth, A. Roit. - Moscovo: Logosphere, 2007. - 556 c.
44. Doenças infecciosas com lesões cutâneas / ed. por Y. V. Lobzin. - SPb: Foliant, 2003. - C. 206-207.
45. Kazmirchuk V. S. Ktshchna imunologia e alergologia / V. S. Kazmirchuk, L. V. Kovalchuk. - Vshnitsa: Nova Book, 2006. - 526 c.
46. Kalinina N. M. Distúrbios da imunidade na doença recorrente-remitente
furunculose / N. M. Kalinina // Citocinas e inflamação. - 2003. - № 1. - C. 41-44.
47. Kalyuzhnaya L. D. Análise da microflora da pele de pacientes com celulite bacteriana / L. D. Kalyuzhnaya, J. V. Korolova // Dermatovenerology. Cosmetologia. Sexopatologia. - 2008. - № 1-2 (11). - C. 209-210.
48. Kalyuzhna L. D. Experiência no uso de tirotricina no tratamento de toderms / L. D. Kalyuzhna, M. V. Patel // Dosvshch nauchnogo poshuku jovens cientistas dermatovenerolopov: nauk.-prakt. escola, 25 leaffall 2010 p. - Ki! in, 2010. - C. 42.
49. Kalyuzhnaya L. D. Fundamentação da utilização do ácido fusídico na terapia externa da dermatite atópica / L. D. Kalyuzhnaya, E. A. Murzina // Ktshchna immunologiya. Alergolopia. 1nfectolopya. - 2007. - № 4 (9). - C. 1-3.
50. Kamkin A. G. Fisiologia e biologia molecular das membranas celulares / A. G. Kamkin. G. Fisiologia e biologia molecular das

membranas celulares / A. G. Kamkin, I. S. Kiseleva. - Moscovo: Academia, 2008. - 592 c.

51. Kamyshnikov V.S. Livro de referência sobre investigações clínicas e bioquímicas e diagnóstico laboratorial / V. S. Kamyshnikov. - 3.ª ed. - Moscovo: MEDpressinform, 2009. - 896 c.

52. Karsonova M. I. Estudo de algumas caraterísticas do estado imunitário na furunculose crónica / M. I. Karsonova, J. I. Telnyuk, N. H. Setdikova // Imunopatologia, imunologia, alergologia. - 2002. - № 3. - C. 67-71.

53. Kogan B. G. Rosácea, demodecose, dermatite perioral: os aspectos mais recentes da etiologia e patogénese. Novas abordagens à terapia complexa da dermatose / B.G. Kogan, V.T. Gorgol, V.I. Stepanenko. Stepanenko // Jornal Ucraniano de Dermatologia, Venereologia, Cosmetologia. - 2002. - № 4 (7). - C. 50-54.

54. Kozlov V. A. Alguns aspectos do problema das citocinas / V. A. Kozlov // Cytokines and inflammation. - 2002. - № 1. - C. 5-8.

55. Kozlov P. C. Resistência aos antibióticos do Streptococcus pyogenes na Rússia: resultados do estudo prospetivo multicêntrico Pegas-I / R. S. Kozlov, O. V. Sivaya, K. V. Shpynev [et al.] // Clin. microbiol. antimicrob. chemother. - 2002. № 4 (2). - C. 154-167.

56. Compêndio 2007 - preparações medicinais / ed. por V. N. Kovalenko, A. P. Viktorova. V. N. Kovalenko, A. P. Viktorov. - Kiev: MORION, 2007. - 2270 c.

57. Korolova Zh. V. Metodologia do exame da elasticidade dérmica em pacientes com defeitos cutâneos não especificados da pele, defeitos de eczema e pele pobre / J. V. Korolova, V. V. Vereshchaka // Dermatovenerologia. Cosmetologia. Sexopatologia. - 2008. - № 3-4 (11). - C. 218-221.

58. Korolova Zh. V. Perturbações da velocidade do fluxo sanguíneo em doentes com infeção não especificada por shdppdrnoT klggkovini // J. V. Korolova, V. Vereshchaka // Dermatovenerology. Kosmetologiya. Sexopatologia. - 2009. - № 1-2 (12). - C. 31-35.

59. Koshevenko Y. N. Livro de referência sobre dermatocosmetologia: para médicos e estudantes / Y. N. Koshevenko. - Moscovo: Academia de Cosmetologia, 2004. - 995c.

60. Kubanova A. A. Materiais metódicos sobre diagnóstico e tratamento das infecções sexualmente transmissíveis (IST) e doenças de pele mais comuns. Protocolos para a gestão de pacientes, medicamentos / ed. A. A. Kubanova / - Moscovo: GEOTAR MEDICINA, 2003 - 87 p.

61. Kubanova A. A. Organização dos cuidados dermatológicos: realizações e perspectivas / A. A. Kubanova, V. A. Martynov, I. H. Lesnaya [et al] // Vestnik dermatologii i venerologii. - 2008. - № 1. - C. 4-22.

62. Kungurov N. V. V. Terapia externa diferenciada de manifestações eczematosas / N. V . Kungurov, M. M. Kohan, Y. V. Keniksfest [et al] // Tecnologia Médica. - Ekaterinburg, 2007 - 256 p.

63. Kurapov E. P. P. Regulação neuro-humoral em pacientes com síndrome de resposta inflamatória sistémica de génese não infecciosa / E. P. Kurapov, I. A. Khripachenko, I. I. Zinkovich // Vestnik higiene e epidemiologia. - 2006. - T. 10, № 1. - 196-204.

64. Kurlovich N. A., Timochko V. R., Kashuba E. A. Níveis de citocinas no plasma sanguíneo na infeção estafilocócica / N. A. Kurlovich, V. R. Timochko, E. A. Kashuba [et al] // Medical Immunology. - 2006. - № 8 (2-3). - C. 276-277.

65. Kurchenko A. I. O papel das células de Langerhans no sistema yunshi do shmri / A. I. Kurchenko. Kurchenko // Jornal Ucraniano de Dermatologia, Venereologia, Cosmetologia. - 2001. - № 2-3. - C. 6-9.

66. Kutasevich Ya. F. Lugar de preparações externas contendo ácido fusídico no tratamento de doenças inflamatórias infecciosas da pele e tecidos moles / J. F. Kutasevich, A. N. Ogurtsova // Dermatolopia ta venerolopia. - 2007. - № 1. - C. 5358.

67. Kutasevich Ya. F. Novas possibilidades de tratamento de infecções bacterianas da pele / J. F. Kutasevich, A. N. Ogurtsova // Novosti meditsiny i pharmacii. - 2008. - № 7. - C. 3-4.

68. Lebedev K. A. Insuficiência imunitária (deteção e tratamento) / K. A. Lebedev, I. D. Ponyakina. - Moscovo: Izd-vo NGMA, 2003. - 442 c.

69. Lomonosov K. M. Stress oxidativo e terapia antioxidante em várias doenças de pele / K. M. Lomonosov // Russian journal of skin and venereal diseases. - 2009. - № 2. - C. 27-31.

70. Mavrov G. I. Terapia patogénica de pacientes com herpes resistente, clamídia e sífilis através da regulação do perfil cytokshovogo: recomendações metodológicas / G. I. Mavrov, G. M. Bondarenko, G. P. Chshov [e in. Mavrov, G. M. Bondarenko, G. P. Chshov [e em.]. - Kiev, 2005. - 23 c.

71. Mavrov I. I. Fundamentos de diagnóstico e tratamento em dermatologia e venereologia: um guia para médicos, estagiários e estudantes / I. I. Mavrov, L. A. Bolotnaya, I. M. Serbina. - Kharkov: Fakt,

2007. - 792 c.
72. Mavrov I. I. Eficácia e transferibilidade da ceftriaxona em combinação com sulbactam no tratamento da infeção complicada por estatinas causada por bactérias patogénicas / I. I.I. Mavrov, L. V. Bashchenko // Dermatolopaia e Venereolopaia. I.I. Mavrov, L.V. Bashchenko // Dermatologia e Venereologia. - 2009. - № 1 (43). - C. 42-46.
73. Masyukova S. A. Infecções bacterianas da pele e seu significado na prática clínica de um dermatologista / S. A. Masyukova, V. V. Gladko, M. V. Ustinov [et al] // Consilium medicum. - 2004. - № 6 (3). - C. 180-185.
74. Masyukova SA Ácido fusídico no tratamento da pielodermite e da alergodermatose complicadas por infeção bacteriana / S. A. Masyukova, V. V. Gladko, G. N. Tarasenko et al. // Vestnik dermatologii i venerologii. - 2007. - № 6. - C. 54-57.
75. Microbiologia médica: livro de texto / ed. por V. I. Pokrovsky. I. Pokrovsky. - Moscovo: GEOTAR-Media, 2008. - 768 c.
76. MedunitsynN . V. Fundamentos da imunoprofilaxia e Imunoterapia de doenças infecciosas: livro didático / N. V. Medunitsyn, V. I. Pokrovsky. - Moscovo: GE OTAR-Media, 2005. - 512 c.
77. Metais na osteoartrite / ed. por O. V. Sinyachenko. - Donetsk: Nord-Press, 2008. - 404 c.
78. Moibenko M. Mupirocina: um antibiótico com uma estrutura única para aplicação tópica / M. Moibenko // Ukrashskiy Zhurnal Dermatologii, Venerologii, Kosmetolopi - 2009. - № 2. - C. 3942.
79. Nerush O. P. Infeção piocócica - um curso complicador da neurodermatite / O. P. Nerush // Dermatovenerologia. Cosmetologia. Sexopatologia. - 2004. - № 1-2 (7). - C. 212213.
80. Novikov A. I. Doenças da pele de origem infecciosa e parasitária. Manual para médicos / ed. A. I. Novikov, E. A. Loginova. - Moscovo: Livro Médico, 2001. - 450 c.
81. Novoselov V. S. Pioderma / V. S. Novoselov, L. R. Plieva // Russian Medical Journal. - 2004. - T. 12, №5. - C. 327335.
82. Ogurtsova AN Abordagem diferenciada para o tratamento da acne / AN Ogurtsova // Questões actuais de dermatovenerologia e cosmetologia: teses de conferências científicas e práticas. suplemento. - Odessa, 2003. - C. 83-84.
83. Oleinik I. A. Efeito hepatotrópico da tiotriazolina no tratamento de dermatoses crónicas / I. A. Oleinik, L. V.
Ivashchenko, V. V. Gun'kova // Journal of Dermatovenerology and

Cosmetology named after N. A. Torsuev. N. A. Torsuev. - 2004. - № 1-2 (8). - C. 133134.

84. Olshnik I. O. Peculiaridades da remodelação do tecido gastko na psorquia artropática e métodos da sua correção / I. O. Olshnik // Dermatololya ta venereololya. O. Olshnik // Dermatolol ta venerololol. - 2009. - № 1 (43). - C. 20-24.

85. Fundamentos de imunologia clínica / E. Chepel, M. Haney, S. Misbah, N. Snovden; per. de Engl. 5ª ed.; Moscovo: GEOTAR-Media, 2008. - Moscovo: GEOTAR-Media, 2008. - 416 c.

86. Avaliação da microflora estafilocócica e de leveduras não lipofílicas da pele em pacientes com patologia cutânea pelo método de sementeira por contacto / V. G. Arzumanyan, E. V. Zaitseva, T. N. Kabaeva, R. V. Temper // Vestnik dermatologii i venerologii. - 2004. - № 6. - C. 3.

87. Paltsev M. A., Kvetnoy I. M. Manual de neuroimunoendocrinologia / M. A. Paltsev, I. M. Kvetnoy. - Moscovo: Medicina, 2006. - 384 c.

88. [51]Patente para o modelo corisnu 47304 Ukrania, MPK A61K31/7105. Spoab lshuvannya chromechnykh recidivuyuchikh todermsh / V.A. Bocharov, V.V. Gun'kova, A.Y. Askevich, V.V. Bocharova [e in.], requerente e titular da patente Zaporizkiy State Medical University. - Publicado em 25.01.2010, Boletim n.º 2.

89. Petri A. Estatísticas médicas claras / A. Petri, K. Sabin; traduzido do inglês, ed. por V. P. Leonov. P. Leonov. - 2ª ed., revisão e adenda - Moscovo: GEOTAR-Media, 2010. - 168 c.

90. Pogrebnyak L. A. Experiência na utilização de Fromilide no tratamento de pioderma em crianças / L. A. Pogrebnyak. A. Pogrebnyak, E.K. Kostromtsova, Yu.
Belozerskaya //. Dermatovenerologia, Cosmetologia.
Sexopatologia. - 2004. - № 1-2 (7). - C. 220-221.

91. Protsenko T. V. Influência das hormonas sexuais nos processos fisiológicos da derme / T. V. Protsenko, I. N. Bondarenko // Dermatovenerologia. Cosmetologia. Sexopatologia. - 2001. - № 1 (4). - C. 133-137.

92. Psyuk S.K. Eficácia da antifungina no tratamento da pioderma / S.K. Psyuk, S.A. Bondar, I.N. Lyashenko [et al] // Dermatovenerologia. Cosmetologia. Sexopatologia. - 2008. - № 1-2 (11). - C. 292-293.

93. Pyatikop I. A. Experiência de utilização do creme Ketozoral-Darnica na terapia externa de doentes com microsporia / I. A. Pyatikop, I. V. Kadygrob, T. V. Zimina [et al] // Dermatovenerologia. Cosmetologia.

Sexopatologia. - 2004. - № 1-2 (7). - C. 203-204.
94. Radionov V. G. Perspectivas da utilização de Orungal para a prevenção de complicações biológicas da terapia antibiótica / V. G. Radionov, I. P. Belousova // Dermatovenerologia. Cosmetologia. Sexopatologia. - 2001. - № 2-3 (4). - C. 33-35.
95. Рахманов P. S. Sobre o papel da resistência natural do organismo na prevenção de doenças de pele pustulosa entre pessoas do coletivo militar organizado / R. S. Rakhmanov, M. A. Medzhidova // Zdravookhranenie Rossiyskoy Federatsii. - 2007. - № 4. - C. 51-52.
96. Farmacoterapia antimicrobiana racional / ed. por V. P. Yakovlev, S. V. Yakovlev. P. Yakovlev, S. V. Yakovlev. - Moscovo: Littera, 2003. - C. 102-110, 369-378.
97. Farmacoterapia racional das doenças da pele e das infecções sexualmente transmissíveis: um manual para os profissionais / A. A. Kubanova, V. I. Kisina, L. A. Blatun, A. M. Vavilov [et al.]; ed. por A. A. Kubanova, V. I. Kisina. - Moscovo: Litterra, 2005. - 882 c.
98. Rozum I. A. Derinat no tratamento de pacientes com furunculose nasal / I. A. Rozum // Vestnik otorhinolaryngologii. - 2002. - № 5. - C. 12-15.
99. O papel do sistema imunitário na patogénese da doença do acne / A. N. Ogurtsova, I. A. Mashtakova, L. S. Tatskaya, E. N. Soloshenko // Dermatovenerology. Cosmetologia. Sexopatologia. - 2004. - № 1-2 (7). - C. 215.
100. Samgin MA Novas oportunidades no tratamento da dermatite atópica e pioderma / MA Samgin, SA Monakhov //Doctor Ru. - 2006. - № 1. - C. 40-41.
101. Svirid S.G. Immune status of women suffering from urogenital infections / S.G. Svirid, S.E. Mokretsov // Dermatovenerology. Cosmetologia. Sexopatologia. - 2002. - № 1-2 (5). - C. 86-88.
102. Svyatenko T.V. Dermatoses complicadas por infeção secundária: ênfase na terapia externa / T.V. Svyatenko, O.S. Dudnik, A .A. Frankenberg // Dermatovenerology. Cosmetologia. Sexopatologia. - 2009. - № 1-2 (12). - C. 268272.
103. Svyatenko T. V. Modern opportunities and near future prospects in the treatment of bacterial skin infections / T. V. Svyatenko, M. A. Nikolaychuk, A. A. Frankenberg // Ukrainian Journal of Dermatology, Venereology, Cosmetology. - 2010. - № 2. - C. 23-28.
104. Sepiashvili R.I. Fundamentos da fisiologia do sistema imunitário / R.I. Sepiashvili. - Moscovo: Medicina, 2003. - 239 c.

105. Sergeev A. Yu. Immunoderm atology: immunological bases of pathogenesis of the main inflammatory dermatoses of man / A. Yu. Sergeev, A. V. Karaulov, Y. V. Sergeev // Immunology, Allergology, Infectology. - 2003. - № 3. - C. 10-23.

106. Sergeev Yu. V. New approaches to local therapy of pyoderma and complicated dermatoses / Yu. V. Sergeev, V. N. Larionova, P. V. Kamennenykh [et al.] // Clinical Dermatology and Venereology. - Moscovo. - 2008. - № 6. - C. 55-58.

107. Simbirtsev A. C. Citocinas - um novo sistema de regulação das reacções de defesa do organismo / A. S. Simbirtsev // Citocinas e inflamação. - 2002. - №1 (1). - C. 9-16.

108. Simbirtsev A. C. Citocinas: classificação e funções biológicas / A. S. Simbirtsev // Citocinas e inflamação. - 2004. - № 3 (2). - C. 16-21.

109. Skripkin Yu. K. Pele e doenças venéreas / Y.K. Skripkin, A.A. Kubanova, V.G. Akimov. - Moscovo: GEOTAR-Media, 2009. - C. 103-127.

110. Skripkin Yu. K. Doenças da pele e venéreas: um manual para médicos e estudantes de universidades de medicina / Y. K. Skripkin. - Moscovo: Triada-farm, 2001. - 688 c.

111. Skripkin Yu. K. Experiência de utilização de aerossóis Oxycort e Polcortolon TS no tratamento de dermatoses alérgicas, enfraquecidas por pioderma / Y. K. Skripkin, I. V. Khamaganova // Boletim de Dermatologia e Venereologia. - 2004. - № 1. - C. 42-43.

112. Soloshenko E. M. Diagnóstico e princípios básicos da terapia racional das imunodeficiências secundárias em Práticas dermatovenerológicas: recomendações metodológicas / E. M. Soloshenko, M. M. Popov. - Krzw, 2003. - 16 c.

113. Sorokina E. V. V. Caraterísticas do estado imunológico em pacientes com pioderma: Revisão / E. V. Sorokina, E. A. Kurbatova, S. A. Masyukova // Boletim de Dermatologia e Venereologia. - 2005. - № 5. - C. 4-10.

114. Stepanenko V. I. Urogenggalsh shfektsl: trichomoshaz, candidiasis, geshalnyi herpes / V. I. Stepanenko, T. S. Konovalova. - Krzw: Editora K1M, 2008. - 288 c.

115. StrachunskyL . S. Atividade comparativa Preparações antibacterianas incluídas em formas de dosagem para uso tópico contra Staphylococcus aureus: resultados do estudo multicêntrico russo PEGAS-1 / L. S. Strachunsky, A. V. Dehnich, Y. A. Belkova //

Clinical Microbiology and Antimicrobial Chemotherapy. - 2002. T. 4, № 2. - C. 157-163.
116. Sudakov K. V. Fisiologia normal / K. V. Sudakov. - Moscovo: LLC "Agência de Informação Médica", 2006. - 920 c.
117. File T. Diagnóstico e terapia antimicrobiana de infecções da pele e tecidos moles (palestra) / T. File // Clinical Microbiology and Antimicrobial Chemotherapy. - EUA, Ohio. - № 2, T. 5. - 2003.
118. Fedotov V. P. Experiência na utilização do creme "Lom eksin" na terapia externa de doenças bacterianas e fúngicas da pele / V. P. Fedotov, V. V. Gorbuntsov, O. P. Benyukh // Dermatovenerologia. Cosmetologia. Sexopatologia. - 2009. - № 1-2 (12). - C. 264-267.
119. Khaldin A. A. A. Terapia antibacteriana racional na prática do dermatovenerologista / A. A. Khaldin // Russian Medical Journal. - 2005. - T. 13, № 5. - C.273-277.
120. Shevela A. G. Experiência de utilização da pasta anti-séptica "Antisept" em estreptodermia / A. G. Shavela, S. Z. Vitenchuk, O. V. Fenenko // Dermatovenerologia. Cosmetologia. Sexopatologia. - 2005. - № 3-4(8). - C. 215.
121. Pioderma chancriforme (descrição de um caso) / I.V. Kuleshov, V.N. Lin, G.L. Krulenko, N.N. Tsabak // Dermatovenerologia. Cosmetologia. Sexopatologia. - 2004. - № 1-2 (7). - C. 151-152.
122. Shlyapnikov S. A. Utilização de macrólidos em infecções cirúrgicas da pele e dos tecidos moles / S . A. Shlyapnikov, V. V. Fedorova // Russian Medical Journal. - 2004. - T. 12. - № 4. - C. 204-207.
123. Yushchishin N. I. Imunoestimulantes bacterianos no tratamento da pioderma crónica em crianças / N. I. Yushchishin // Dermatovenerologia. Cosmetologia. Sexopatologia. - 2009. - № 1-2 (12). - C. 345-347.
124. Yakovlev S. V. Azitromicina: propriedades básicas, Otimização dos modos de aplicação com base em parâmetros farmacocinéticos e farmacodinâmicos / S. V. Yakovlev, S. A. Ukhtin // Antibiotics and Chemotherapy. - 2003, T. 48, № 2. - C. 22-27.
125. Afset J. E. Suscetibilidade de isolados de Staphylococcus aureus e Streptococcus pyogenes de pele e tecidos moles a antibióticos tópicos: indicações de propagação clonal de Staphylococcus aureus resistente ao ácido fusídico / J. E. E. Afset, J. A. Maeland // Scand. J. Infect. Dis. - 2003. - V. 35, № 2. - P. 84-89.
126. Birnkrant M. J. Pioderma gangrenoso, acne conglobata e gamopatia IgA / M. J. Birnkrant, A. J. Papadopoulos, R. A. Schwartz [et al] // Int. J.

Birnkrant, A. J. Papadopoulos, R. A. Schwartz [et al.] // Int. J. Dermatol. - 2003. - V. 42, № 3. - P. 213- 216.
127. Bisno A. L. Streptococcus pyogenes / A. L. Bisno, D. L. Stevens // In: Mandell G. L., Bennett J. E., Dolin R. editores. Mandell, Douglas, and Bennett's principles and practice of infectious diseases. 6th ed. Philadelphia: Churchill Livingston. - 2005. - P. 2362-2379.
128. Chavakis T. A proteína de adesão extracelular de Staphylococcus aureus funciona como fator anti-inflamatório ao inibir o recrutamento de leucócitos do hospedeiro / T. Chavakis, M. Hussain, S. M. Kanse [et al.] // Nat. Med. - 2002. V. 8. - P. 687-93.
129. Eady A. A. Staphylococcal resistance revisited: community-acquired methicillin resistant Staphylococcus aureus - an emerging problem for the management of skin and soft tissue infections / A. A. A. Eady, J. H. Cove // Curr. Opin. Infect. Dis. - 2003. - V. 16. - P. 10324. Elston D. M. Epidemiologia e prevenção das infecções da pele e dos tecidos moles cutis / D. M. Elston. - 2004. - 73 (Suppl 5). P. 3-7.
130. Efeito do farnesol na formação de biofilme e na suscetibilidade antimicrobiana de Staphylococcus aureus / M. A. Jabra-Rizk, T. F. Meiller, C. E. James, M. E. Shirtlift // Antimicrob. Agents Chemother. - 2006. - V. 50, № 4. - P. 1463-1469.
131. Eguchi K. Apoptose em doenças auto-imunes / K. Eguchi // Inter. Eguchi // Inter. Med. - 2001. - V. 40, № 4. - P. 275-284.
132. Elston D. M. Epidemiologia e prevenção das infecções da pele e dos tecidos moles / D. M. M. Elston // Cutis. - 2004. - V. 73 (Suppl 5). - P. 3-7.
133. Eron L. J. Gerir a infeção da pele e dos tecidos moles: recomendações do painel de peritos - pontos-chave de decisão / L. J. Eron. J. Eron, B. A. Lipsky, D. E. Eron. E. Low [et al.] // J. Antimicrob. Chemother. - 2003. - V. 52 (Suppl. Sl). - P. 13-117.
134. Faergemann J. Dermatite seborreica e foliculite por Pityrosporum (Malassezia): caraterização de células inflamatórias e mediadores na pele por imunohistoquímica / J. Faergemann J. Faergemann, I. M. Bergbrant, M. Dohse [et al.] // Br. J. Dermatol. - 2001. - V. 144, № 3. - P. 549-556.
135. Fey P. D. Comparative molecular analysis of community- or hospital-acquired methicillin-resistant Staphylococcus aureus / P. D. Fey, B. Said-Salim, M. E. Rupp [et al.] // Antimicrob. Agents. Chemother. - 2003. - V. 47. - P. 96-203.
136. Foster T. J. Surface protein adhesins of Staphylococcus aureus / T. J. Foster, M. Hook // Trends Microbiol. - 1998. - V. 6 (484) - P. 484-488.

137. Frazee B. W. Elevada prevalência de Staphylococcus aureus resistente à meticilina em infecções da pele e dos tecidos moles no serviço de urgência / B. W. Frazee, J. Lynn, E. D. Charlebois [et al.] // Ann. Emerg. Med. - 2005. - V. 45. - P. 311-20.
138. Furunculose e deficiência da subclasse Ig G / E. Mahe, N. Girzin, V. Descamps, B. Crickx // Dermatologia. - 2004. - V. 208, № 1. - P. 84-85.
139. Gilbert D. N. O Guia Sanford de Terapia Antimicrobiana / D. N. N. Gilbert, R. C. Moellering Jr., G. M. Eliopoulos [et al.]. - 35ª ed. Nova Iorque: Atimicrobial Therapy, 2005.
140. Gosbell I. B. Staphylococcus aureus não multi-resistente à oxacilina (NORSA) adquirido na comunidade no sudoeste de Sydney / I. B. Gosbell, J. L. Mercer, S. A. Neville R. [et al.] // Pathology. - 2001. - V. 33, № 2. - P. 206-210.
141. Gosbell I. B. Impacto do Staphylococcus aureus resistente à meticilina na prática dermatológica / I. B. B. Gosbell // Am. J. Clin. Dermatol. - 2004. V. 5, № 239. - P. 59.
142. Gotz F. Staphylococcus e biofilmes / F. Gotz // Mol. Microbiol. - 2002. - V. 43. - P. 1367-78.
143. Grundmeier M. Truncamento das proteínas de ligação à fibronectina na estirpe Newman de Staphylococcus aureus leva a uma adesão deficiente e à invasão das células hospedeiras devido à perda da função de ancoragem da parede celular / M. Grundmeier. Grundmeier, M. Hussain, P. Becker // Infect. Immun. - 2004. - V. 120. - P. 7155-7163.
144. Guerin F. Surto de Staphylococcus aureus resistente à meticilina com suscetibilidade reduzida aos glicopeptídeos num hospital parisiense / F. Guerin. Guerin, A. Buu-Hoi, J.-L. Mainardi [et al.] // J. Clin. Clin. Microbiol. - 2000. - V. 38 - P. 2985-8.
145. Hou D. X. Envolvimento da via mitocondrial independente de espécies reactivas de oxigénio na apoptose induzida pelo gossipol / D. X. Hou, T. Uto, X. Tong [et al.] // Arch. Biochem. Biophys. - 2004. - V. 428, № 2. - P. 179-187.
146. Inha B. As proteínas de ligação à fibronectina de Staphylococcus aureus expressas heterologamente são suficientes para a invasão das células hospedeiras / B. Inha. Inha, P. Francois // Infect. Immun. - 2000. - V. 68. - P. 68716878.
147. Janeway C. A. Reconhecimento imunitário inato / C. A. Janeway, R. Madzhitov // Ann. Rev. Immunol. - 2002. - V. 20. - P. 197-216.
148. Jones M. E. Epidemiologia e suscetibilidade aos antibióticos das

bactérias que causam infecções da pele e dos tecidos moles nos Estados Unidos e na Europa: um guia para o tratamento antimicrobiano adequado / M. E. E. Jones, J. A. Karlowskv, D. C. Draghi [et al.] // Int. J. Antimicrob. Agent. - 2003. - V. 22. - P. 406-419.

149. Jones P. G. Resistência à mupirocina em isolados clínicos de Staphylococcus aureus / P. G. Jones, T. Sura, M. Harris [et al.] // Infect. Control. Hosp. Epidemiol. - 2003. - V. 24 (4). - P. 300-30l.

150. Kallen A. Aumento de Staphylococcus aureus resistente à meticilina adquirido na comunidade num centro médico naval / A. Kallen. Kallen, O. Driscoll, S. Thornton [et al.] // Infect. Control. Hosp. Epidemiol. - 2000. - V. 21. - P. 223-6.

151. Kaviratne M. IL-13 ativa o mecanismo de fibrose tecidular que é completamente independente de TGF-beta / M. Kaviratne, M. Hesse, M. Leusink [et al.] // J. Immunol. Immunol. - 2004. - V. 173. - P. 4020-4029.

152. Kensuke M. Deteção imune inata de agentes patogénicos e sinais de perigo por receptores Toll-like de superfície celular / Kensuke M. // Sem. Immunol. - 2007. - V. 19. - P. 3-10.

153. Kepler T. Programação espácio-temporal de um processo inflamatório simples / T. Kepler, C. Chan // Immunol. Rev. - 2007. - V. 216, № 1. - P. 153-163.

154. Khan I. A. A interleucina-12 aumenta a sobrevivência murina contra a toxoplasmose aguda / I. A. Khan, T. Matsuura, L. H. Kasper // J. Virol. Virol. 2003. - V 77, № 13. - P. 7444-7451.

155. Kim J. A ativação do recetor toll-like na acne desencadeia respostas inflamatórias de citocinas / J. Kim. Kim, M. T. Ochoa, S. R. Krutzik [et al.] // J. Immunol. Immunol. - 2002. - V. 16, № 3. - P. 1535-1541.

156. Komisarenko S. Ativação de linfócitos - da superfície ao núcleo / S. Komisarenko // Jornal Bioquímico Ucraniano. - 2005. - T. 77, № 2. - C. 8.

157. Kovalchuk L. V. Vírus do herpes simplex: tratamento com péptidos antimicrobianos / Kovalchuk L.V., Gankovskaja L.V., Gankovskaja O.A.. [et al.] // Adv. Exp. Med. Biol. - 2007. - V. 601. - P. 369-376.

158. Kreikemeyer B. Streptococcus pyogenes fibronectin-binding protein F2: expression profile, binding characteristics, and impact on eukaryotic cell interactions / B. Kreikemeyer, S. Oehmcke, M. Nakata [et al. Kreikemeyer, S. Oehmcke, M. Nakata [et al.] // J. Biol. Biol. Chem. - 2004. - V. 279. - P. 15850-15859.

159. Kupper T. S. Vigilância imunitária na pele: mecanismos e consequências clínicas / T. S. Kupper, R. C. Fuhlbrigge // Nat. Rev.

Immunol. - 2004. - V. 7. - P. 211-222.

160. Laube S. Infecções bacterianas da pele no idoso: diagnóstico e tratamento / S. Laube, A. M. Farrel // Drugs Aging. - 2002. - V. 19, № 5. - P. 331-342.

161. Tempo de vida das células T de retorno à pele na dermatite atópica: sobrevivência na pele, apoptose induzida pela ativação no sangue periférico / M. Akdis. Akdis, A. Trautmann, K. Blaser, C.A. Akdis // J. Allergy Clin. Allergy Clin. Immunol. - 2000. - V. 105. - P. 167.

162. Gerir a infeção da pele e dos tecidos moles: recomendações do painel de peritos - pontos-chave de decisão / L. J. Eron, B. A. Lipsky, D. E. Low [et al.] // J. Antimicrob. Chemother. - 2003. V. 52 (Suppl. S1). - P. 13-117.

163. Medzhitov R. Imunidade inata / R. Medzhitov, C. Janeway // N. Engl. Engl. J. Med. - 2000. - V. 343, № 5. - P. 338-344.

164. Meyers B. R. Guia de terapia antimicrobiana / B. R. Meyers. editor. 16ª ed., Newtown: Antimicrobial Prescribing, 2004. - Newtown: Antimicrobial Prescribing, 2004.

165. Misery L. Como a pele reage aos factores ambientais / L. Miséria // JEADV. - 2007. - V. 21, № 2. - P. 5-7.

166. Moreillon P. Staphylococcus aureus (Incluindo Choque Tóxico Estafilocócico) / P. Moreillon, Y.-A. Que, M. P. Glauser // In: Mandell G. L., Bennett J. E., Dolin R., ed. Mandell, Douglas, and Bennett's principles and practice of infectious diseases. 6th ed. Philadelphia: Churchill Livingston. - 2005. - P. 2321-2351.

167. Resistência à mupirocina em isolados clínicos de Staphylococcus aureus / P. G. Jones, T. Sura, M. Harris, A. Strother // Infect. Control. Hosp. Epidemiol. - 2003. - № 24. - P. 300-301.

168. Murakawa G. J. Agentes patogénicos comuns e diagnóstico diferencial das infecções da pele e dos tecidos moles / G. J. Murakawa // Cutis. J. Murakawa // Cutis. - 2004. - V. 73 (Suppl 5). - P. 7-10.

169. Nishijima S. Resistência antimicrobiana de Staphylococcus aureus isolados de infecções cutâneas / S. Nishijima, I. Kurokawa // Int. J. Antimicrob. Agents. - 2002. - V. 19 (3) - P. 241-3.

170. Niyonsaba F. Defensinas e catelicidinas humanas na pele: para além das propriedades antimicrobianas diretas / F. Niyonsaba, I. Nagaoka, H. Ogawa // Crit. Niyonsaba, I. Nagaoka, H. Ogawa // Crit. Rev Immunol. - 2006. - № 26 (6). - P. 545-547.

171. Nizet V. O péptido antimicrobiano inato protege a pele da infeção

bacteriana invasiva / V. Nizet, T. Ohtake, X. Lauth [et al.] // Nature. - 2001. - V. 414. - P. 454-457.

172. Okuma K. Disseminação de novas bactérias resistentes à meticilina Clones de Staphylococcus aureus na comunidade / K. Okuma K. Iwakawa K, J. D. Turnidge [et al. Okuma, K. Iwakawa K, J. D. Turnidge [et al.] // J. Clin. Clin. Microbiol. - 2002. - V. 40. - P. 4289-94.

173. O'Neill A. J. Frequências de mutação para a resistência ao ácido fusídico e à rifampicina em Staphylococcus aureus / A. J. J. O'Neill, J. H. Cove, I. J. Chopra // Antimicrob. Chemother. - 2001. - V. 47. -P. 647-650.

174. Surtos de infecções cutâneas por Staphylococcus aureus resistentes à meticilina associados à comunidade. - Condado de Los Angeles, Califórnia. 2002-2003. - V. 52, № 5. - P. 88.

175. Perez-Fontan M. Mupirocin resistance after long term use for Staphylococcus aureus colonisation in patients undergoing chronic peritoneal dialysis / M. Perez-Fontan. Perez-Fontan, M. Rosales, A. Rodriguez-Carmona [et al.] // Am. J. Kidney Dis. - 2002. - V. 39, № 2. - P. 337-341.

176. Reitano S. Imunomodulação tópica com não-corticosteróides no tratamento da dermatite atópica / S. Reitano, A. Remitz, Kyllonen // Am. Reitano, A. Remitz, Kyllonen // Am. J. Clin. Dermatol. - 2002. - V. 3. - P. 381-388.

177. Rennie R. P. Grupo de estudo do programa SENTRY (América do Norte). Ocorrência e padrões de suscetibilidade antimicrobiana de agentes patogénicos isolados de infecções da pele e tecidos moles: relatório do Programa de Vigilância Antimicrobiana SENTRY (Estados Unidos e Canadá, 2000) / R. P. Rennie, R. N. Jones, A. H. Mutnick // Diagn. P. Rennie, R. N. Jones, A. H. Mutnick // Diagn. Microbiol. Infect. Dis. - 2003. - V. 45. - P. 287-293.

178. Rist T. Uma comparação da eficácia e segurança do creme de mupirocina e da cefalexina no tratamento do eczema secundariamente infetado / T. Rist, L. C. Parish, L. C., L. R. Capin [et al.] // Clin. Exp. Dermatol. - 2002. - V. 27, № 1. - P. 14-20.

179. Rohani M. Y. Susceptibility pattern of Staphylococcus aureus isolated in Malaysian hospitals / M. Y. Y. Rohani, A. Raudzah, M. G. Lau [et al.] // Int. J. Antimicrob. Agents. - 2000. -V. 13. - V. 209213.

180. Rothoeft T. Antigen dose, type of antigen-presenting cell end time of differentiation contribute to the T helper 1 / T helper 2 polarisation of nave T cells / T. Rothoeft, F. Gonschorec, H. Bartz [et al.] // Immunology.

- 2003. - V. 110. - P. 430-439.
181. Sader H. S. Grupo de Participantes do SENTRY (América Latina). Infecções de pele e tecidos moles em centros médicos da América Latina: avaliação de quatro anos da freqüência de patógenos e padrões de suscetibilidade antimicrobiana // H. S. Sader, R. N. Jones, J. B. Silva // Diagn. Microbiol. Infect. Dis. - 2002. - V. 44 (3). - P. 281-8.
182. Saigado C. D. Staphylococcus aureus resistente à meticilina adquirido na comunidade: uma meta-análise da prevalência e dos factores de risco / C. D. D. Saigado, B. M. Farr, D. P. Calfee // Clin. Infect. Dis. - 2003. - V. 36. - P. 131-9.
183. Schauber J. Antimicrobial peptides and the skin immune defence system / J. Schauber. Schauber, R. L. Gallo // J. Allergy Clin. Allergy Clin. Immunol. - 2008. - № 122 (2). - P. 261-266.
184. Serhan C. N. Fase de resolução da inflamação: mediadores e vias lipídicas endógenas anti-inflamatórias e pró-resolução / C. N. Serhan // Ann. Rev. Immunol. - 2007. - V. 25. - P. 101-137.
185. Simon R. Is a Staphylococcus aureus is a broad spectrum, iron-regulated adhesion / R. Simon, D. Michael // Mol. Microbiol. - 2004. - V. 51. - P. 1509-1519.
186. Skov L. Superan-tigens bacterianos e doenças inflamatórias da pele / L. Skov, O. Baadsgaard // Clin. Exp. Dermatol. - 2000. - V. 25. - P. 57-61.
187. Stevens D. L. Orientações práticas para o diagnóstico e tratamento de infecções da pele e dos tecidos moles / D. L. Stevens, A. L. Bisno, H. F. Chambers [et al.] // Clin. Infect. Dis. - 2005. - V. 41. - P. 1373-406.
188. Stockfleth E. Illuminating the mode of action of Toll-like recetor-7 and -8 agonist in dermatology // Arzneim-Forsch. - 2007. - V. 51, № 1. - P. 73.
189. Stratchounski L. S. Resistência antimicrobiana de estirpes nosocomiais de Staphylococcus aureus na Rússia: resultados de um estudo prospetivo / L. S. Stratchounski. S. Stratchounski, A. V. Dekhnich , V. A. Kretchlkov [et al.] // J. Chem. Chemother. - 2005. - V. 17 (1). - P. 54-60.
190. Stulberg D. L. Infecções bacterianas comuns da pele / D. L. Stulberg, M. A. Penrod, R. A. Blatny // Am. Fam. Physician. - 2002. - V. 66, № 1. - P. 119-124.
191. Swartz M. N. Celulite e infeção do tecido subcutâneo / M. N. Swartz, M. S. Pasternack // In: Mandell G. L., Bennett J. E., Dolin R., ed. Mandell, Douglas, and Bennett's principles and practice of infectious

diseases. 6th ed. Philadelphia: Churchill Livingston. - 2005. - P. 1172-1193.
192. Taylor P. R. Macrophage receptors and immunorecognition / P. R. Taylor, L. Martinez-Pomares, M. Stacey [et al.] // Ann. Rev. Immunol. - 2005. - V. 23. - P. 901-944.
193. Tristan A. Utilização de PCR multiplex para identificar aderências de Staphylococcus aureus envolvidas em infecções hematogénicas humanas / A. Tristan, L. Ying, M. Bes // J. Clin. Clin. Microbiol. - 2003. - V. 41. - P. 4465-4467.
194. Tulic M. K. O polimorfismo do TLR4 medeia uma resposta deficiente ao vírus sincicial respiratório e ao lipopolissacárido / M. K. Tulic, R. J. Hurrelbrink, C. M. Prele [et al.] // J. Immunol. Immunol. - 2007. - V. 179. - P. 132-140.
195. Wacim A. N. Influência da tiroxina na célula de granulose humana in vitro / A. N. Wacim, S. L. Polizotto, D. R. Burholt // J. Assist Reprod Genet. - 2001. - V. 12. - P. 274-277.
196. Walton S. A acne em adultos / S. Walton, W. J. Cunliffe, A. S. Early // Brit. J. Dermatol. - 1995. - V. 133. - P. 249-253.
197. Webster G. F. Acne vulgaris: Estado da ciência / G. F. F. Webster // Arch. of Dermatol. - 2001. - № 135. - P. 1101-1109.
198. Weems J. J. Nasal Carriage of Staphylococcus aureus as a risk fator for skin and soft tissue infections / J. J. Weems. J. Weems, L. B. Beck // Curr. Infect. Dis. Rep. - 2002. - V. 4. - P. 420-5.
199. Wehner J. As enterotoxinas de Staphylococcus aureus induzem a libertação de histamina e leucotreína em doentes com eczema atópico / J. Wehner, K. Neuber // Br. J. Dermatol. - 2001. - V. 2. - P. 302-305.
200. Wilson D.H.. Health status of hormone replacement therapy users and non-users as determined by the quality-of-life dimension / D. H. Wilson, A. W. Taylor, A. H. Lennan // J. of the International Menopause Society. D. H. Wilson, A. W. Taylor, A. H. Lennan // J. of the International Menopause Society. - Nova Iorque-Londres, 2002. -V. l, No. l. - P. 5055.
201. Yacoubian S. New endogenous anti-inflammatory and proresolving lipid mediators: implication for rheumatic disease / S. Yacoubian, C. N. Serhan // Nat. Clin. Pract. Rheumatic. - 2007. - V. 3. - P. 570-579.
Yamasaki O. As manifestações clínicas da síndrome da pele escaldada estafilocócica dependem dos serotipos das toxinas esfoliativas / O. Yamasaki, T. Yamaguchi, M. Sugai [et al.] // J. Clin. Clin. Microbiol. - 2005. - V. 43. - P. 1890-1893.

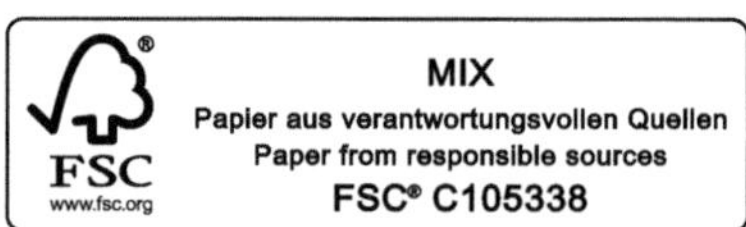

Printed by Books on Demand GmbH, Norderstedt / Germany